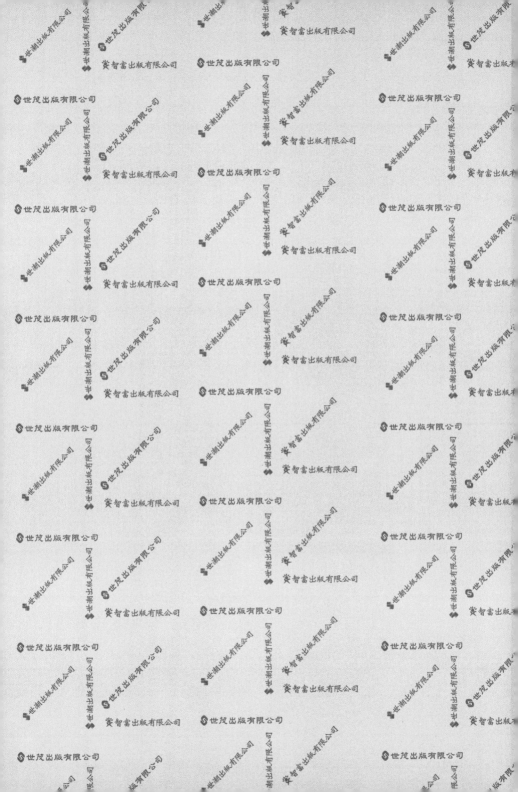

西洋參的神效

著者◎杭　群、劉敬閣

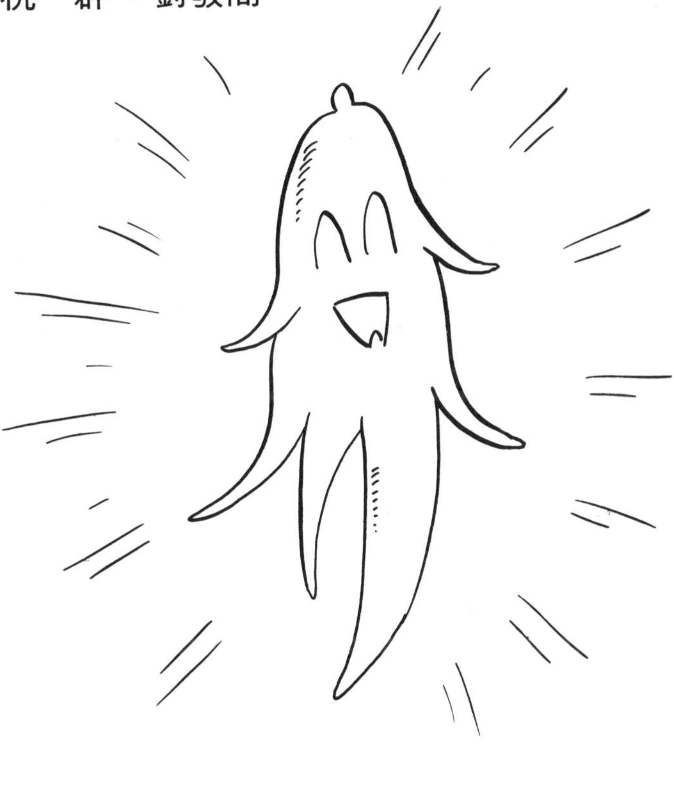

目錄

前言

國人對於西洋參並不陌生，知道它是一種很好的健康食品。逢年過節之時，許多年輕人都以西洋參作爲孝敬父母與長輩的禮品。在一般人看來，西洋參是老年人才可食用的補品。作爲研究中藥的學者與臨床醫師，筆者眼中的西洋參，不僅是一種適宜於老年人服食的補品，更是一種具有廣泛而神奇療效的天然藥物！

西洋參又名花旗參，雖原產於美、加兩國，但西洋參又是一種名貴中藥，它的療效是由中國人首先發現並記載下來的。從清朝康熙年間以來的歷代中醫藥典籍中，有關於西洋參療效的記載十分詳細和豐富，現代醫學在中醫對西洋參療效認識的基礎上，展開了對西洋參療效的現代研究，結果證實：西洋參不僅對老年人的身體有補益、抗衰、增强活力的作用，同時，它也可以促進青少年身體的正常生長發育，並有增强智力與學習能力的作用；西洋參可以對現代社會十分泛濫的慢性疲勞綜合症、冠心病、高血壓、動脈硬化、失眠、糖尿病、胃及十二指腸潰瘍等所謂的「文明病」，產生預防與治療的雙重功效；對於人們談虎色變的死亡疾患——癌症，西洋參亦有顯著的防治效果，並已被臨床醫師廣泛地用於癌症的防治及減少放療、化療的副作用，使廣大癌症患者看到了希望的曙光；對於女性所面臨的面部色斑、黃褐斑，西洋參具有根治之效。正是由於西洋參的廣泛療效，目前，它已引起了除中國之外，許多其他國家的注意。

尤爲可貴的是，西洋參的所有這些療效，都是建立在沒有毒副作用的基礎上的，這一點在崇尚自然、回歸自然的現代社會，非常之難得。因此，筆者深感有必要、有責任向讀者朋友介紹這一神奇的天然保健良藥，如能通過閱讀本書，更加有針對性地服用西洋參，進而達到治病、養生、消除各種疾患之困擾的目標，則編著本書的目的就算是達到了。

需要指出的是，本書的內容，不僅取材於筆者在臨床上運用西洋參的經驗，更是依據於歷代中醫的記載及國內外權威醫學機構對西洋參療效的研究成果，前後參閱了有關西洋參的科研論文數百篇。在此，也向從事西洋參研究的學者、專家、藥師、醫師們表示敬意與謝意。

序章

來自大洋彼岸的神奇中藥——西洋參

千百年來，國人賴以治病養生的醫學，一直以中醫爲主，即便到了西醫學日益發達的現代社會，中醫在全球華人的心目中，仍具有不可替代的作用和地位。許多令現代醫學束手無策的疑難雜病，最終往往藉由中醫的治療而解除。

中醫治療疾病所用的藥物被稱爲中藥，中藥與西藥的不同之處在於，它是純天然的植物、動物和礦物，而西藥則是化學合成的人工製品。

中藥種類是由少變多、不斷發展的。以現存最早的中藥典籍《神農本草經》而言，書中所載中藥的種類共三百六十五種，而到了明朝李時珍所著《本草綱目》，中藥的種類已發展到了一千八百九十二種。在中藥的發展過程中，許多原產於海外的植物，被陸續引進到中國，並按照中醫的理論吸收爲中藥，例如，如今常用的中藥：曼陀羅、番紅花、番木鼈、阿芙蓉等，都原產於國外。

在諸多由國外引進的中藥中，有一種備受國人親睞的品種，這就是西洋參。西洋參以其廣泛而卓越的療效，獲得了中醫及一般民衆的普遍認同。不僅如此，隨著國內外醫學界對西洋參所做的各種現代研究，使西洋參業已成爲風靡全球的神奇中藥。

那麼，西洋參是如何被發現、又如何被吸納爲中藥的呢？這裏面有一曲折的故事。

◆被喻為默默生長於北美大陸原始森林的黃金

在古老的北美洲原始森林中，除了陽光、新鮮的空氣、蔥鬱的古樹之外，還生長著一種很不起眼的植物，這種植物相當古老，它與銀杏一樣具有活化石的美稱。在漫長的歷史長河中，它默默的生長、成熟、死亡，很少有人知道它。在哥倫布未發現新大陸前，只有印第安人少量地採集它們。印第安人把這種植物用作食物，或是用來退熱。

當十七世紀歐洲殖民者進入北美大陸後，開始了對自然資源的瘋狂掠奪，這種原本微不足道的植物也未能倖免，它們被挖掘之後送往中國，並換取了中國清朝政府的大量黃金。由於這個緣故，歐洲人把它稱作北美原始森林中的黃金。

聰明的讀者一定知道，這種植物就是本書所要討論的主題——西洋參。然而，歐洲人又是如何知道西洋參的巨大經濟價值的呢？

◆傳教士的發現

大家都知道，人參是我國的傳統補藥，早在《神農本草經》中就將其列爲上品，是一種具有數千年應用歷史的名貴中藥。人參具有大補元氣、補肺益脾、生津安神的功效。人參主要產於我國東北部的吉林省長白山。

到了十七世紀，隨著交通的發展，中國與其他國家的交往逐漸繁榮起來，有很多西方人士開始到中國傳教、經商。在這些人當中，有一名法國牧師，名叫雅圖斯，一六七〇年，他在吉林省傳教時發現，當地人常用一種根似人形的植物治療各種疾病，或是作爲滋補品食用。於是，他對這種中國人的靈丹妙藥產生了濃厚的興趣，經詢問才知道這種植物是中國非常名貴的中藥人參。隨後，他對人參的療效進行了廣泛的調查，撰寫了一篇題爲「韃靼植物人參」的文章，並發表於英國皇家協會會刊上。在這篇文章中，詳細地敘述了中國人參的形態特徵、藥用價值和臨床應用，並附有手繪人參圖譜。

這篇文章引起了正在加拿大蒙特利爾地區傳教的法國傳教士法朗士・拉費多的注意，他深信，類似中國人參的這種植物，一定可以在加拿大的原始森林中找到。果不其然，他在當地印第安人的幫助下，深入原始森林，按照文章中提供的人參圖譜，找到了一種與中國人參形態極其相似的植物，並將這種植物送往法國巴黎進行鑑定，結果被命名爲 Panax quinquefoliuml.，此即後來名聞天下的西洋參。

◈漂洋過海到中國，成為中藥家族中的珍品

西洋參雖由西方人發現，但發現西洋參後，對他們卻並沒有什麼用途，因爲西方醫生和民衆很難相信西洋參的療效。大約在康熙三十年間（一六九〇年），法國人將一百公斤的西洋參贈送給清朝政府，清政府將這些西洋參分配到太醫院，並由太醫院組織各地名醫，對西洋參的性質和療效進行研究。隨後，在清朝康熙三十三年出版的《補圖本草備要》和清乾隆三十年出版的《本草綱目拾遺》中，詳細記載了西洋參的功效。所以說，西洋參雖由西方人首先發現，但其藥用價值和臨床使用，卻是由中國人開創的，中國人使用西洋參的歷史，距今已有三百多年。

在中醫鑑定了西洋參的藥效後，在相當長的一段時期裏，只有少量的西洋參進口到中國。一六九〇年，清政府禁止在清朝發跡之地吉林長白山挖掘任何植物，認爲採收人參會損傷清朝的「龍脈」。這一禁令導致了人參的貨源匱乏，於是大量的西洋參作爲人參的替代品，湧入中國。據史料記載，一七五二年後，加拿大每年向中國出售的西洋參，價值達五千萬法郎。由此可見，西洋參在中國應用之廣泛。

雖然進口的西洋參數量很多，但由於其價格昂貴及療效卓越，西洋參成了一種名符其實的中藥珍品，尋常人家難以問津。這種狀況直到現代社會，才有所改觀。

第一章

西洋參是怎樣的一種中藥

西洋參自從進入中國，就被迅速地吸納爲中藥，主要原因在於它的療效。在中醫使用西洋參三百多年的歷史中，歷代醫家對西洋參的藥性、藥效和臨床應用，都有了深刻的認識，那麼，西洋參究竟是怎樣的一種中藥呢？

◆一種性質特殊的人參

如前所述，西洋參之所以被發現，是緣起於中國人參，事實上，西洋參確實與中國人參有著千絲萬縷的聯繫。從植物學角度講，西洋參是與中國人參同屬於五加科，但不同種的植物根莖。在功效上，西洋參與中國人參亦有很多相似之處，但藥性並不完全一樣。因此，可以把西洋參視爲一種性質特殊的人參。

性質特殊是與中國人參相比較而言的，西洋參與中國人參的異同，在清朝醫家張錫純所著的《醫學衷中參西錄》中，是這樣說的：「西洋參性涼而補，凡用人參而不受人參之溫補者，皆可以此代之」。換言之，中國人參的藥性屬於溫熱性質的，服用後會使人體發熱，如果原本就屬於燥熱體質的人，服用中國人參後，往往會出現流鼻血、興奮不安等反應，但服用西洋參則不會有這種現象。

西洋參與人參在外形上的區別

部位	西洋參	人參
根莖	稍短	稍長
主根	稍短	稍長
外皮	橫紋較細，縱紋細密，外表較光滑，疤痕疙瘩較多	橫紋較粗，縱紋深，表面粗糙，疤痕疙瘩較少
斷面	黃白色，呈梅花紋	白色，呈較細的菊花紋
質地	較堅實，較重	鬆泡，較輕
密度	密度大	密度小
氣味	芳香濃郁，味微苦回甜	氣香，味苦回甜

另外，西洋參與人參在外形上也有差異，可參見上表：

除了藥性與外形較爲特殊外，西洋參在臨床運用方面，亦與人參有許多不同之處，這些內容將在本書以後的章節中，詳加介紹。

總之，西洋參既與人參有許多相似乃至相同之處，但又不能將西洋參等同於人參，所以說，西洋參是一種性質特殊的人參。

◆需要嚴格而苛刻的生長條件

與許多珍貴的中藥一樣，西洋參對生長條件的要求是極爲苛刻的，即便到了人工栽培技術十分發達的現代社會，也只有少數幾個國家才能種植西洋參，原因就在於西洋參對生長條件的要求十分嚴格的緣故。

在自然條件下，西洋參分佈於加拿大及美國的西北部，只有在北緯三十度～四十八度，東經六十七度～九十五度、海拔三百～五百公尺的低山區的落葉林或針葉林中，才得以生長。由於自然條件的要求很高以及過度的採集，野生西洋參在二十世紀初就已幾乎絕跡了。

美國在十九世紀末創建了第一個西洋參種植場，後來，世界上引種栽培西洋參的國家又發展到加拿大、蘇聯、韓國、日本及中國。其中，美、加兩國的栽種面積最大，其次爲中國。

即使到西洋參人工栽培的時代，西洋參對生長條件的要求，依然相當嚴格。溫度要求爲攝氏三・五～十四・三度；濕度要求爲60％；陽光需要散射光和漫射光。等等此類的條件，並不是在任何地方都可以找到的，所以，西洋參的價格雖較野生時代大爲降低，但仍較一般中藥價高。

有關西洋參生長條件的知識，十分專業，非本書所要介紹的主要內容，有興趣的讀者朋友，可參閱這方面的專著。

◈昔日王謝堂前燕，飛入尋常百姓家

前文中曾經談到，野生西洋參在二十世紀初，就已幾乎絕跡，那一時期的西洋參，價格比黃金要高出許多，能夠享用西洋參療效者，僅限於一些王公貴族和富有人群，一般人家很難問津。

毫無疑問，判斷一味藥物的好壞，首先取決於它的療效，但若僅僅有好的療效，卻不能造福於廣大人群的話，這種藥是稱不上好藥的。舉例來說，虎骨具有良好的强筋健骨、祛風去濕的作用，其療效之高是毫無異議的，但由於虎骨的資源已瀕於滅絕，現已被國際上列爲管制之品，因而，虎骨的療效再好，也不能說它是一味好藥了。同樣的情況還有犀牛角、熊膽等中藥。

如果西洋參僅止於療效好，只能造福於有錢人的話，那麼，筆者今天也不會有機會來寫這樣一本書，向讀者朋友們介紹它的療效了。西洋參得以成爲一般民衆皆可享用的良藥，完全是現代西洋參種植技術的功勞，換言之，正是由於現代西洋參栽培技術的發展，才使得西洋參這一神奇的中藥，由幾經絶跡到重見天日。

西洋參的人工栽培是由美國首先開創的，現今有許多國家都進行了此項工作，產量最大的是美國、加拿大和中國。非常有意思的是，美、加等國生產的西洋參，絕大部分是供出口所用，以美國為例，其西洋參產量的80%，銷往中國大陸和台灣；10%銷往東南亞國家；另外10%供本國內銷，主要銷售對象是華裔美國人。加拿大的情況亦與美國類似。由此可見，全世界生產的西洋參，主要是為華人服務的。

正因為世界各地人工栽培西洋參技術的發展，使得昔日瀕臨絕種的西洋參，成為今天普通薪水階層亦能享用的中藥。更為可喜的是，經現代科研與臨床運用的證實，人工栽培的西洋參與野生的西洋參，在療效上並無多少差異，在某些功能上，甚至要優於野生西洋參。

縱觀西洋參由瀕於滅絕到如今的貨源充足、由昔日只能為王公貴族所享用的珍品，到今天服務於廣大一般民眾，正可謂是「昔日王謝堂前燕，飛入尋常百姓家」。

◆中醫對西洋參療效的認識

西洋參既然是一味中藥，就不能不談談中醫對西洋參療效的認識。與中國已使用數千年的中國人參相比，中醫認識西洋參的歷史要短得多，但距今也已有了三百多年，在這三百多年中，很多中醫學家都對西洋參的療效進行了深入的研究，積累了豐富的使用西洋參的經驗，中醫對西洋參療效的認識，收載於清朝之後的各種中醫藥專著中。

爲使讀者對西洋參的功效一目瞭然，筆者將歷代中醫典籍中，有關於西洋參的療效及與現代相對應的症例，列成表格如下：

由以下表格可知，自從西洋參傳入中國以來，中醫對西洋參療效的認識，是非常深刻的。在清朝以後的許多中醫藥著作中，還有許多關於這方面記載，限於篇

西洋參療效古今對照表：

收載書籍	原文的記載	相當於現代的症例
《本草備要》	西洋參苦甘涼，味厚氣薄，補肺降火，生津液除煩，虛而有火者相宜。	咳嗽、哮喘、肺結核、高血壓、煩躁不安、失眠、乾燥症、疲勞綜合症等。
《本草求原》	清肺腎，涼心脾、降火清暑，解酒，咳嗽痰血，勞傷失精者宜之	肺病、腎病、胃病、肝病、咳嗽、呼吸道出血性疾病、醉酒、全身虧虛、遺精等
《本草再新》	治肺火旺、咳嗽痰多、氣虛咳喘、失血、勞傷、固精安神、生產諸虛	肺病、咳嗽、哮喘、血液病、全身虧虛、遺精、失眠、婦女產後虛弱等
《醫學衷中參西錄》	能補助氣分，並能補益血分	精力虧虛、貧血、體力下降等
《類聚要方》	治腸紅	痔瘡、大便出血

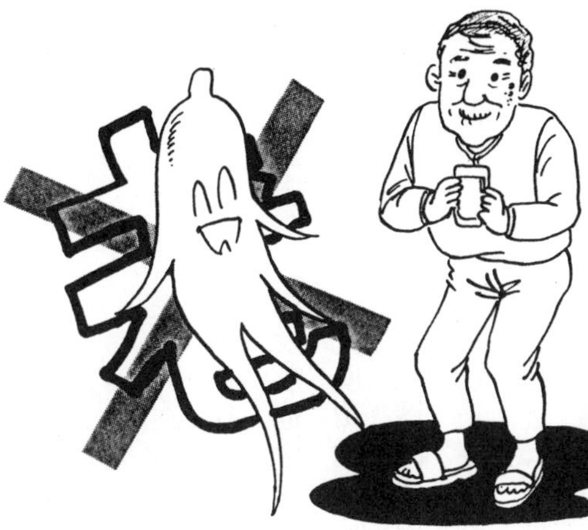

長期以來，西洋參一直被當作老年人的補養品，但西洋參的療效是十分廣泛的，絕非只能供老年人服用。

幅，就不再一一列舉。

需要略加說明的是，中醫所講的西洋參療效，很難完全用現代醫學的語言表述出來，這是由兩種醫學體系的不同所致，在本書以後的章節中，將詳細介紹現代醫學對西洋參療效的研究結果。

◆現代科研證明，西洋參具有廣泛而神奇的療效

長期以來，西洋參的使用一直以中醫的理論爲主，國人對西洋參的認識一般僅限於它的補虛功效，只知道它常被用以老年體虛、久病體質虛弱者。從購買西洋參的人群來看，多是以西洋參作爲贈送父母或長輩的禮品爲主，似乎西洋參只是中老年人才可服用的保健品。

其實，西洋參不僅是一種保健品，更是一種治病的良藥，其療效是十分廣泛的。這一點在中醫的典籍中已可以看出。到了現代社會，由於醫學科學的進步，對西洋參藥理作用及臨床運用的研究日益深入，揭示出西洋參具有十分廣泛而卓越的療效，遠非補虛所能概括。

歸納國內外醫藥學界對西洋參的研究結果，西洋參的治療的病症包括：高血壓、心肌營養不良、冠心病、心絞痛、失眠、疲勞綜合症、神經衰弱、自律神經功能紊亂、咽喉炎、乙型腦炎、以及癌症患者放射療法和化學療法所致的咽乾、噁心、消瘦、白血球減少、唾液腺萎縮、免疫功能下降等。

此外，西洋參近年來廣泛運用於男性病、婦女病及美容與瘦身，取得了非常好的療效。西洋參這些療效，都是本書要向讀者朋友詳細介紹的。

在本書以後的章節中，讀者朋友可以了解到西洋參對各種疾病的療效，以及產生這些療效的機理之所在。通過本書的閱讀，讀者朋友不僅可以有目的性地服用西洋參，而且能知其所以然。

第二章

西洋參的有效成分與藥理作用

西洋參屬名貴中藥，近年來更被歐美諸國視爲天然保健食品，由於它廣泛而卓著的療效，各國醫學機構都對西洋參的有效成分進行了深入研究。大體而言，現代研究認爲，西洋參的有效成分包括：西洋參皂角苷、揮發油、多糖、氨基酸及微量元素。當人體攝入西洋參後，胃腸道將這些有效成分吸收入血液，並經由血液循環而把這些成分帶到各個組織、器官，產生治療效果。

◈西洋參皂角苷是其諸多療效的基礎

①西洋參皂角苷是西洋參最主要的有效成分

西洋參成爲中藥的歷史雖僅有三百多年，但有關西洋參的現代研究，尤其是對西洋參有效成分的研究，是所有中藥中進行的最早的。原因就在於它爲西方世界賺取了大量外匯，而且，西方的醫藥學者也想知道，爲何中國人對西洋參如此著迷。

早在一八五四年，美國科學家 Garriguse 就由西洋參中，提取出西洋參酮(panaguilon)，其後，各國學者又從西洋參中分離出許多其他成分。至本世紀五十年代以後，由於化學分離技術的發展，對於西洋參化學成分的研究，取得了突破性的進展，揭示出早期從西洋參中提取的很多成分，都屬於西洋參皂角苷類物質。

西洋參皂角苷(SAPONIN亦稱皂苷)並不是某一種成分，而是一大類物質的總稱，這類物質的化學結構基本一致，但並不完全相同。

研究資料表明，西洋參中含有的西洋參皂角苷的總量，約佔西洋參重量的5～10％，現已從西洋參皂角苷中，分離出各種皂角苷單體十餘種。

在分離出西洋參皂角苷及皂角苷的單體後，醫學家們發現，這些成分正是西洋參諸多療效的基礎。

②西洋參所含各種西洋參皂角苷的功能

科研人員將提煉出來的西洋參總皂角苷，以及西洋參皂角苷的各種單體成分，分別進行研究，結果證實這些皂角苷類成分具有十分廣泛的作用。可參見下頁表：

由下頁表格中西洋參總皂角苷及各種皂角苷單體的作用可以發現，西洋參的療效是多方面的，表中各種成分的功能，有些是相同的，有些是相反的，例如，西洋參總皂角苷Re具有抑制大腦皮層過度興奮的作用，而西洋參皂角苷Rg_1卻可以興奮中樞神經，那

西洋參皂角苷類成分的功能

西洋參皂角苷類型	藥理作用
西洋參總皂角苷	提高大腦記憶功能、抗衰老、興奮延髓生命中樞、鎮靜安神、增強免疫力、抗癌、雙向調節心血管功能
西洋參皂角苷 Rb_1	促進神經纖維形成及維持其功能、防治性功能減退、鎮靜、鎮痛、治療失眠、退熱、促進免疫功能、促進膽固醇分解、擴張血管、抗動脈硬化、抗糖尿病、促進記憶
西洋參皂角苷 Rb_2	促進 DNA、RNA 合成、增強免疫功能、促進中性脂肪分解、抗糖尿病、抑制中樞神經過度興奮
西洋參皂角苷 Rc	增進 DNA、RNA 合成，促進血清蛋白合成、治療失眠
西洋參皂角苷 Rd	增強免疫功能、抑制癌細胞生長
西洋參皂角苷 Re	抑制大腦皮層過度興奮、促進 DNA、RNA 合成
西洋參皂角苷 Rg_1	興奮中樞神經、預防性功能衰退、促進記憶、恢復疲勞、增強免疫力、擴張血管、降血壓、抗血栓
西洋參皂角苷 Rg_2	抗血小板凝集、抗休克、抗血栓
西洋參皂角苷 Rh_1	抑制癌細胞
西洋參 Rh_2	抑制癌細胞
西洋參 V	抗炎、擴張血管、抗血栓

麼，服用西洋參後，究竟是興奮大腦皮層還是抑制大腦皮層呢？相信這是許多讀者心中的疑問。

事實上，西洋參的這種特點，正是天然藥物與化學藥物的區別之所在。現今使用的西藥，都是化學合成的藥品，其分子結構單一，換言之，一種西藥就是一種非常純的化學物質。因此，西藥的療效特點就是非常專一，只針對某一症狀或某一器官發生作用。例如，青黴素就是用以抗菌的，阿斯匹靈就是用以退熱的。

而天然藥則與此大不相同，

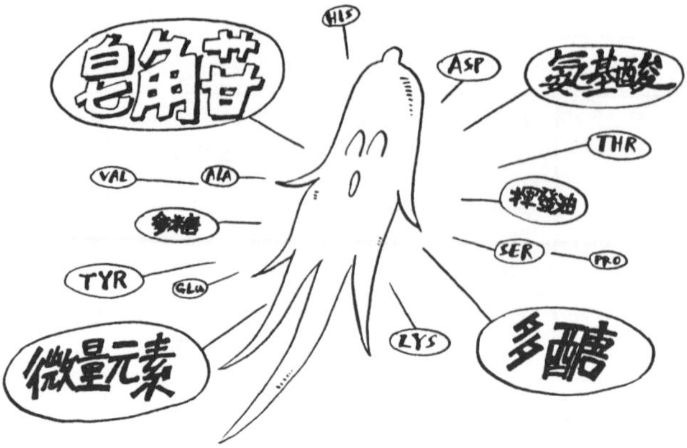

西洋參中含有多種複雜的有效成分，它對人體的各個方面都起作用，具有雙向調節的特點，因而沒有任何毒副作用。

天然藥物中往往含有十分複雜的成分，其療效的獲得，大多是各種成分綜合作用的結果。至於究竟何種成分所起的作用大一些，何種成分所起的作用小一些，要根據服用者的具體情況而定。以西洋參而言，如果服用者大腦皮層過度興奮，常常夜不能寐，那麼，服用西洋參後，主要產生促進睡眠的作用；相反，如果是整天精神不振的人服用西洋參，則會產生興奮中樞神經的作用。醫學上用一個專門術語，來說明天然藥物的這種奇妙作用，這個術語是：雙向調節作用。

西洋參的雙向調節作用十分明顯，不僅在對中樞神經的調節上如此，對心血管功能的調節上也是如此，筆者在臨床上常用西洋參治療高血壓，有時對一些低血壓患者，也採用西洋參進行治療，結果都獲得了良好的效果，道理就在這裏。

西洋參的雙向調節作用，不僅限於兩種成分之間的關係，更是其多種有效成分之間，相互協同作用的結果。

◆含有多種微量元素、氨基酸和多醣

西洋參皂角苷是西洋參的主要有效成分，這一點在國內外均無異議，然而，國內研究人員及臨床醫師發現，西洋參的有些療效，並不能完全由西洋參皂角苷來解釋。進一步的研究揭示出，西洋參的有效成分，還應包括西洋參中所含有的多醣、微量元素和氨基酸。

①氨基酸是西洋參療效產生的又一機制

生命的基本物質可分爲三類，即蛋白質、脂肪與碳水化合物，而蛋白質則被視爲地球上生命誕生的標誌，在人的生命活動中，蛋白質的功能最爲重要。

蛋白質是由氨基酸組成的、具有一定構造的高分子化合物。人體含有各式各樣的蛋白質，像一般人所熟悉的酶、激素（荷爾蒙）、抗體、受體、血紅蛋白等，都屬於蛋白質。各種蛋白質都有一定的生理功能，例如，激素能調節人體內的各種物質代謝以及傳遞生物信號；血紅蛋白是運載氧氣和二氧化碳的工具；酶能在細胞內催化各種新陳代謝反應。總之，各種生命活動主要是通過蛋白質來體現的，可以毫不誇張地説，沒有蛋白質就沒有生命。

雖然蛋白質的種類成千上萬，但組成蛋白質的氨基酸卻只有二十種。這二十種氨基酸中，有幾種可以由人體自身合成，而大部分需要由飲食中獲得，在醫學上稱爲人體必需氨基酸。一旦人體缺少某一種或幾種氨基酸，就會導致疾病的產生。例如，人體的正常生長發育，需要一種名爲「生長激素」的荷爾蒙，這是一種蛋白質，其組成成分中，含賴氨酸，如果缺少了這種氨基酸，就不能合成生長激素，人體也就不可能正常生長發育。同樣道理，人類的許多疾病，就是由於缺乏某些氨基酸所造成的。

在總共二十種氨基酸中，西洋參中含有十八種。據國內對三種西洋參的測定，其所含氨基酸的種類、含量及療效，可列爲下頁表：

同樣需要注意的是，表格中所列出的各種氨基酸的療效，只是作爲單個氨基酸的療效，當服用西洋參後，其所含各種氨基酸之間，會發生複雜的生物化學反應，構造出各

西洋參氨基酸含量及療效(g/100g)

氨基酸種類	中國產	美國產	美國野生	療效與功能
天門冬氨酸(ASP)	0.58	0.63	0.50	肝炎、肝硬化、肝昏迷
蘇氨酸(THR)	0.21	0.21	0.19	多種酶類的構成成分
絲氨酸(SER)	0.17	0.14	0.12	增强機體免疫機能
谷氨酸(GLu)	1.64	0.98	1.11	耳鳴、耳聾、中耳炎、過敏性皮炎、鼻炎、失眠
甘氨酸(GLy)	0.19	0.20	0.17	促進皮膚膠原細胞再生、美容
丙氨酸(ALA)	0.32	0.36	0.24	血管疾病
胱氨酸(Crs)	0.28	0.21	0.23	調節免疫功能
纈氨酸(VAL)	0.38	0.33	0.35	內分泌疾病、抗衰老
蛋氨酸(MEr)	0.09	0.08	0.09	提升免疫力
異亮氨酸(ILE)	0.18	0.17	0.20	與毛髮生長有關
亮氨酸(LECL)	0.51	0.37	0.37	促進生長發育、促進胃液分泌
酪氨酸(TYR)	0.28	0.13	0.96	促進發育、甲狀腺疾病
苯丙氨酸(PHE)	0.40	0.27	0.28	胃腸疾病
賴氨酸(LYS)	0.42	0.28	0.27	促進生長發育、治療貧血、血液病、軟骨病
組氨酸(HIS)	0.17	0.15	0.19	胃及十二指腸潰瘍、貧血、關節炎
精氨酸(ARG)	2.32	1.84	1.37	產生痛覺、擴張血管、治療高血壓
脯氨酸(PRO)	0.29	0.32	0.12	皮膚疾病、婦女病
色氨酸(TRP)	0.06	0.89	0.68	提升免疫力、抗衰老
合計	7.99	7.39	7.44	綜合作用

式各樣的蛋白質，由於蛋白質的功能十分廣泛而重要，所以，不能將氨基酸的療效簡單的相加，更應看到各種氨基酸的協同作用。

另外，由表中不同西洋參的氨基酸含量也可看出，人工栽培的西洋參與野生西洋參相比，並無明顯不同。

②洋參含有多種人體必需微量元素

近年來，醫學界對於微量元素不足所引起的疾病，日益重視。往昔的醫學水準雖不如現在進步，但病種較爲單一，以感染性疾病最多，因而，治療起來並不困難。隨著社會的進步，物質產品的豐富，各種各樣的怪病亦隨之而來，有些病是以前非常少見或是從未有過的。

醫學家們對此進行了反思，發現有很多病是由於現代人的飲食結構所造成的。過去的生活條件低下，人類五穀雜糧什麼都吃，但現代人的的口味越來越刁，只吃口感好的美味食品，吃肉多而吃蔬菜少，吃甜味的麵點多而吃米飯少；加上現代有許多食品中都含有防腐劑和食品添加劑。在這種情況下，很多現代疾病隨之而生，其中，就有微量元素攝入不足所致的疾病。

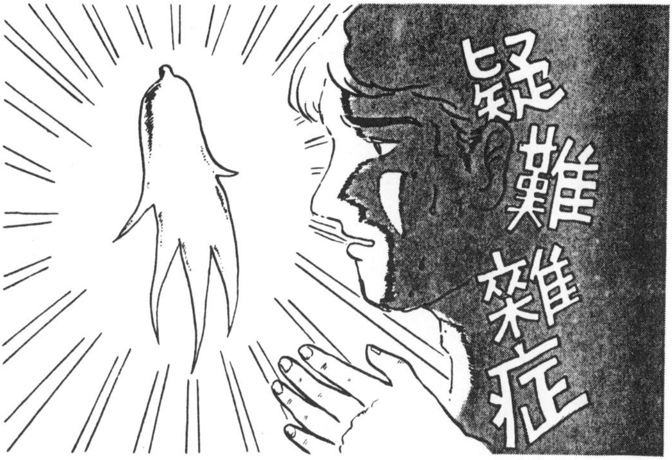

微量元素缺乏，可以引起各種疑難雜症，有時，連診斷起來都很困難。如果能堅持少量服用西洋參，則不會出現這種情況。

人體所需的微量元素，都是由飲食中獲得的，各種不同的食物中含有不同的微量元素，尤其以蔬菜中含有微量元素較多，因此，光吃肉不吃蔬菜或光吃某一種蔬菜，很容易導致某些微量元素的缺乏，引起疾病。由微量元素缺乏所致的疾病，現已發現的，有幾十種之多，以下向讀者略舉數例：

鋅(Zn)元素缺乏，是臨床常見的小兒異常食癖的根源；近年發現，缺鋅與腫瘤的發生，密切相關。

鐵(Fe)元素缺乏，會導致缺鐵性貧血。

鍺(Ge)元素缺乏，是人體老化及腫瘤發生的原因之一。

銅(Cu)元素缺乏，造血系統會發生異常，引起貧血或其他血液病。

錫(Se)元素缺乏，會導致心臟病、大骨節病和視力下降。

氟(F)元素缺乏，會導致牙齒疾患。

鋇(V)、鈷(Co)元素，與血液病有關。

由此可見，微量元素對於生命功能的正常進行，是不可或缺的。更爲重要的是，這些微量元素往往是人體所含各種酶類的活性中心，對於體內的生化反應、新陳代謝，都有重要的作用。

西洋參中含有多種無機元素，據大陸的研究資料，西洋參中含有鎂(Mg)、錳(Mn)、硼(B)、鎳(Ni)、鐵(Fe)、鋁(Al)、鉬(Mo)、銅(Cu)、鋅(Zn)、鈦(Ti)、鈷(Co)、鋇(Ba)、硒(Se)、鈣(Ca)、鉻(Cr)、鈉(Na)、鉀(K)、硫(S)、矽(Si)、砷(As)、鎘(Cd)、鍺(Ge)、碘(I)、磷(P)共二十五種無機元素，其中就包括人體所必需的十四種微量元素。

服用西洋參除可防治以上所列舉的病例外，西洋參所含有的鈣、磷，有防治軟骨病的作用；鈷、銅、鐵可防治貧血及血液病；鋅能促進身體的生長發育、防治高血壓、抗衰老、抗腫瘤；錳、鉬、鍺、矽等，可防癌、抗癌。

總之，西洋參的很多療效是由於其中所含有的微量元素的功勞。

③西洋參所含的多醣成分，有顯著的抗腫瘤作用

在前述西洋參的有效成分中，有些西洋參皂角苷和一些微量元素，具有抗腫瘤的效果。近年來，科學家們發現，西洋參的抗腫瘤作用不僅與這兩類成分有關，而且與其中所含的多醣成分，有著更爲密切的關係。

爲研究西洋參多醣的抗瘤作用，中國的王本祥教授作了以下實驗：

他把各種不同種類的腫瘤細胞，移植到大鼠身上，然後，用不同劑量的西洋參多醣，注射到大鼠腹腔中，結果發現，西洋參多醣具有顯著的抗癌作用。

西洋參多醣對各種移植腫瘤的影響

分組劑量（mg/kg 體重／gd ×天數）	移植腫瘤的類型	腫瘤抑制率%
620mg×7天	S—180	81***
460mg×7天	S—180	76**
370mg×7天	S—180	41*
620mg×7天	ECS	57**
460mg×7天	ECS	44*
620mg×7天	V—14	67*
460mg×7天	V—14	72*
620mg×7天	W—365	37
460mg×7天	W—365	22

（注：標*者，爲作用顯著；**爲很顯著；***爲極顯著）

這個實驗證明，除了對W－三六五型腫瘤的抑制作用並不顯著外，西洋參多醣對其他所有腫瘤，均有顯著或極其顯著的抑制作用。

由於西洋參各類有效成分，均有一定的抗腫瘤作用，說明近年來國內外將西洋參當作一種防癌抗癌藥使用，是有一定道理的。

◈西洋參各種有效成分之間，具有協同作用

西洋參的有效成分包括西洋參皂角苷、氨基酸、微量元素和西洋參多醣，而且不同的成分會有不同的功效。也許有人會問，如果將西洋參的各種成分提純，然後根據各種成分的療效不同，選擇性地給予不同的患者，那麼，其療效不是更好嗎？

這種想法是一種帶有普遍性的錯誤，事實上，服用西洋參的作用，要遠遠好於服用從西洋參中提純出的有效成分的作用。原因很簡單，就是前文已有提及的協同作用，換句話說，西洋參整體的療效，要優於其有效成分的療效，這是天然藥物中普遍存在的一加一大於二法則。

關於西洋參各種有效成分的協同作用，目前雖已知道這個現象，但現代科學尚未能

完全解開其中的道理，像前文所說的西洋參總皂角苷的療效，取決於服用者的身體狀況，以及各種氨基酸在人體內可以合成多種蛋白質，進而產生多種療效都是現在初步闡明的機理，但還遠不能解開西洋參的全部奧秘。

正緣於此，目前無論是醫院、藥店還是保健品市場，出售的西洋參基本上都是經過簡單加工的洋參片、西洋參粉、西洋參膠囊或未經加工的完整西洋參。

◆國內外醫學機構對西洋參藥理作用的研究結果

西洋參作爲一種藥物，僅僅知道它的有效成分和這些有效成分的作用，是遠遠不夠的，還需要通過科學的藥理學實驗，對其治療疾病的機理進行研究。鑑於西洋參是一種名貴的天然藥品，並且在許多疾病的治療上，顯現了突出的療效，國內外有關醫學機構對西洋參的藥理作用，做了大量的研究工作，證明了西洋參具有以下幾種藥理作用。

①清除血液中的過氧化脂質

⑴過氧化脂質是現代文明病與衰老的根源

脂肪是人類的基本生命物質之一，因而在正常人的血液中，一定會有脂肪的存在，脂肪對於人體的生理活動具有重要意義。然而，過氧化脂質卻是一種非常有害的東西。

從字面上的意思看，過氧化脂質是過度氧化的脂質，也就是説，這是一種非正常的脂肪。那麼，血液中的過氧化脂質是如何產生的呢？

它的產生是由於氧毒所造成。人的生命離不開氧氣，但氧也會造成身體的傷害，確切地説，引起人體傷害的氧，並不是從空氣中吸入的氧氣，而是人體內部化學反應所產生的自由氧，就是通常人們所熟知的氧自由基。氧自由基非常活躍，它能夠與體內許多物質發生氧化反應，當它與人體內的正常脂肪發生反應時，就產生了過氧化脂質。

過氧化脂質的害處非常之多，它聚積於體內的不同部位，就會引起不同部位的病變。現代社會的文明病如高血壓、中風、糖尿病、動脈硬化、冠心病等，都與過氧化脂質在體內不同部位的聚積有關。

不僅如此，近來科學界提出的「衰老學説」認爲，過氧化脂質是人類衰老的原因。科研人員發現，隨著年齡的增長，過氧化脂質在人的大腦、性腺、皮膚、心臟等器官聚積，引起這些重要臟器和組織的老化，進而導致機體的全面衰老。

(2)西洋參能有效清除體內的過氧化脂質

服藥前與服藥15天後人體血漿過氧化脂質測定值

組別	例數	服藥前	服藥後15天
不服藥組	20	7.324±1.849	7.300±1.669
服藥組	30	7.503±1.420	6.967±1.262

國內多家醫療單位的研究，都證明西洋參具有顯著的清除體內過氧化脂質的作用。

中國人民解放軍杭州陸軍療養院的張尊祥醫師報導，讓七十位健康老年人每天服用西洋參三克，十五天後，檢測其血漿中的過氧化脂質，發現有明顯的降低。

他們的研究還認爲，如果是爲了降低過氧化脂質而服用西洋參，最好是以十五天爲一療程，然後停藥一段時間，再繼續服用。

另外，白求恩醫科大學的呂忠智教授，通過動物實驗證實，西洋參可以顯著降低冠心病家兔血液中的過氧化脂質，以及心肌組織中的過氧化脂質，提示西洋參治療冠心病的機理，與其清除過氧化脂質的功能有關。

總之，綜合國內外的研究結果來看，西洋參具有突出的清除過氧化脂質的作用。這些研究結果，爲西洋參治療冠心病、動脈硬化、糖尿病及抗衰老等，提供了答案，揭開了西洋參諸多療效秘密，當然，這不是全部秘密，而只是一部分。

在本書以後的章節中，將會多次提及西洋參清除過氧化脂質的意義。

②具有廣泛的心血管藥理作用

(1)心血管疾病種類繁多，是威脅生命的殺手

心血管疾病在本世紀七十年代後，發病率在全世界範圍內顯著上升，近年來，心血管病的死亡率更是居高不下，位於死亡原因的前列。

之所以造成這種情形，是與人類生活條件的改善密切相關的。過去的人們，勞作辛苦，爲了生存而忙碌奔波，體力的消耗非常大，加上生活條件的低下，人們所吃的食物也以穀物、蔬菜爲主。現代社會由於科技的進步，很多工作都已步入自動化，人們不需要過多的勞動筋骨了，每天的工作不需耗費多少體力。相應的，各種工作節奏都已加快，人的精神壓力卻反而加重了；加上飲食架構的西化，大多以高熱量、高膽固醇的食物爲主，缺乏必要的體力鍛鍊。這些變化，造成肥胖症、高血壓及大量的心血管疾病的泛濫。

心血管疾病是十分嚴重的，而且其種類繁多，令人防不勝防。平常我們較爲熟悉的心血管疾病包括：

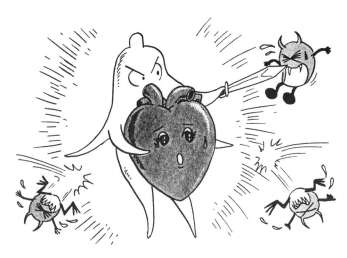

西洋參被醫學界喻為心臟的保護神，可以防止心臟病的發生，並對多種心臟疾病有效。

高血壓、動脈硬化、血脂過高
冠心病、心絞痛
心力衰竭
心律失常
心肌缺血、心肌梗塞
中風

心血管疾病多而嚴重，更可怕的地方在於，現代醫學至今尚無多少對付心血管疾病的有效方法，現有的西醫治療，大多數只能控制症狀。如果患有心血管疾病的人，不注意採取措施，未能阻止病情的繼續發展，其結果是相當可怕的。

歷代中醫習慣於使用西洋參來急救中風患者，以及用西洋參治療心悸症，現代醫學由此得到提示，並對此進行了研究，結果發現，西洋參不僅有良好的預防心血管病的作用，而且對已發生心血管疾病的患者，有顯著的治療作用。

⑵西洋參對多種心血管病有效

西洋參對心血管病的療效，可以用十分突出來形容，中醫界早在現代醫學對西洋參的藥理作用進行研究之前，就已將西洋參按照中醫理論，用於治療心血管疾病，如心律失常、心力衰竭、冠心病、心肌缺血等疾病。

隨著世界各國對西洋參的日益重視，以及現代科學技術的發展，各國學者對西洋參在心血管疾病方面的藥理作用，進行了很多研究，結果證實：西洋參被中醫用來治療心血管疾病，確實是有現代科學依據的。換而言之，現代醫學證明了西洋參的確具有顯著的心血管藥理作用。

綜合國內外學者的報導，西洋參的心血管藥理作用包括：

⒜抗心律失常

心律失常分爲兩類，一是快速性心律失常，即心律較正常時快，一般都兼有節律紊亂的現象；另一類是慢速性心律失常，即心律較正常時慢。無論是哪一類心律失常，都是十分危險的，很多猝然死亡的人，就是由於心律失常的緣故。

心律失常的患者往往會有心慌、心悸乃至瀕臨死亡的感覺。患有此種疾病者，現代醫學基本上以改善病人症狀爲主，没有特別有效的療法。現今使用較多而療效較好的方法是進行手術，給患者按裝一個人工起搏器。但這種療法因爲價格昂貴、手術具有一定危險性、以及一些其他不利因素，使患者較難接受這種療法。

西洋參抗心律失常的藥理作用十分明顯，對心律具有雙向調節的功效，可使速度過快的心律慢下來，又可使速度過慢的心律加快，同時還可矯正心律的紊亂。

(b)抗心肌缺血

心肌缺血是許多心臟疾病的根源，像人們所熟知的冠心病、心絞痛、心肌梗塞等，都屬於心肌缺血性疾病。

心肌缺血的後果也是相當嚴重的，由於心臟肌肉得不到血液的充分供應，因而導致心肌缺氧，同時，心肌產生的代謝廢物也無法通過血液帶走，因此，心肌缺血時間稍長，就會產生心絞痛、心肌收縮力下降，直至導致心肌死亡，當然，心肌如全部死亡，人的生命也就此而中止。

大陸白求恩醫科大學的呂忠智教授的研究證明，西洋參對實驗性心肌梗塞有明顯的保護作用，可以改善心肌缺血狀況，縮小心肌缺血的範圍，同時，還能促進心肌梗塞之後的血液循環，並提高心肌的收縮功能。

這一實驗結果爲臨床上廣泛使用的西洋參急救心肌梗塞，提供了現代藥理學的佐證。

近年來還出現了一些以西洋參爲主要成份的，用於治療冠心病及心絞痛的藥物，其機理也緣於此。

(c)具有營養心肌、保護心肌的作用

心臟功能的好壞，直接關係著人的身體狀況，心臟功能下降，是人體衰老的標誌之一。

心臟功能的好壞，與心肌的營養狀況有關，如果心肌的營養狀況良好，那麼心臟功能就好，反之，則心臟功能就會下降。這就與人體一樣，如果一個人營養不良，自然就沒有力氣工作，相反，如果一個人的營養好，自然精力旺盛，工作起來也不費力。

大陸的相世傑、鍾國贛兩位教授的研究都證明，西洋參具有營養心肌的功能，並能保護心肌細胞不受傷害。

因此，正常人如能長期服用西洋參，可以保持心臟的活力，防止心臟病的發生。這也是西洋參抗衰老的機制之一。

總之，國內外對西洋參的心血管病藥理作用，研究非常深入。鑑於心血管疾病的發病率極高、危害特別嚴重，本書將在第五章中，專門介紹西洋參對心血管病的防治，請讀者朋友們參閱。

③增強機體免疫功能

⑴免疫力是人體健康的保護神

在人類生存的周圍環境中，無時無刻不存在著數不清的細菌、病毒，人類生活於其中卻能夠保持健康而不患病，完全有賴於人體的免疫功能，一旦免疫功能下降，各種病毒、細菌就會乘虛而入，使人患病。因此，有人把人體的免疫力比喻爲健康的保護神，確實是非常恰如其份的。

人們現在熟知的、被稱爲人類瘟疫的愛滋病，其機理就在於人體的免疫系統遭到了愛滋病病毒的破壞。由於患者的免疫功能被愛滋病毒徹底摧毀，因而患者的免疫力完全喪失，在這種情形之下，任何細菌、病毒都可以侵襲患者的機體而遇不到絲毫抵抗，這就是愛滋病患者最終往往死於感染的原因。

人體的免疫力不僅是人體對抗周圍環境中病毒、細菌的能力，而且是殺滅體內腫瘤細胞的天然功能。說來令人害怕，人生活在世界上，尤其是環境污染十分嚴重的現代社會，人體每天都會產生少量的癌變細胞，這些癌變細胞之所以沒能發展成癌症，全賴人體內的免疫功能，免疫系統在這些癌變的細胞尚未形成氣候之時，便將其殺滅了。然而，一旦人體免疫力下降並下降到不足以殺滅這些癌變的細胞時，癌症也就發生了。由此可見，免疫力對於人的生命，是何等的重要！

(2)西洋參可以全面提高機體免疫力

大陸關於西洋參提升機體免疫力的研究，亦十分繁多，各個機構的報告都基本相同，都證明了西洋參具有十分突出的免疫增強能力。

例如，楊青隆教授以小鼠爲實驗對象，連續七天讓小鼠服食西洋參，結果發現：西洋參不僅可以增強免疫細胞的功能，而且可以刺激免疫系統增加免疫細胞的數量。

西洋參提高機體免疫功能的藥理作用，爲臨床使用西洋參抗腫瘤、抗病毒，提供了依據。以後再談到西洋參對各種疾病的治療時，還要多次提及西洋參的這一藥理作用。

總的來說，西洋參的藥理作用十分廣泛，有關的研究資料極多，本章僅就西洋參清除過氧化脂質、防治心血管疾病、提高機體免疫力等三個方面的藥理作用，向廣大讀者朋友作了介紹。另外一些，像西洋參對神經系統、呼吸系統、生殖系統、內分泌系統的藥理作用，國內外也都作了大量的研究工作，這些內容將在以後談到西洋參的具體運用時，再介紹給大家。

◈現代毒理實驗證明，服用西洋參是安全可靠的

西洋參在我國已有三百多年的使用歷史，歷代中醫古籍都註明西洋參爲無毒之品。例如，清代出版的《本草再新》就明確地指出：「西洋參，味甘辛，性涼，無毒。」另外，西洋參自從進入中國以來，就被當作一種延年益壽、增强體質的名貴補藥服用，服用補藥一般都需長期持之以恒、連續地服用。因此，從西洋參在應用上的特點來看，應是無毒的上品，否則，人們是難以長期服用的。

然而，從現代科學的角度來說，僅僅有古書的記載和實際應用的經驗是不夠的，要證明服用西洋參沒有毒性，還必須經過現代科學嚴格的毒理實驗。

①毒理實驗是任何藥物使用於臨床前，必須通過的一種檢驗

現代社會，疾病的種類繁多，每年都會有新的藥品出現，以對付層出不窮、日益複

雜的疾病。這些新的藥品絕大多數是化學合成的藥物，因而，作用力較強，對疾病的治療一般都有較爲準確的針對性。然而，有的時候，新藥的療效雖好，但同時也給人體原本正常的組織器官帶來損害，這種意外的損害有時是致命的。

所以說，任何一個國家的法律，都對化學藥品有著十分嚴格的控制，規定這些藥物在進入臨床使用前，必須經過嚴格的毒理試驗，被證明毒性、副作用不會給人體帶來極端嚴重的後果時，方可進入市場銷售。換言之，毒理試驗是爲了藥品使用的安全性，所做的一種檢驗。

②化學藥品的毒副作用無法避免

可以非常肯定地說，迄今爲止，任何化學藥品都有著不可避免的毒、副作用。近年來，藥物的毒副作用日益受到重視，每年因爲服用化學藥物而導致的疾病，甚至比自發性疾病還要多。有些患者經服藥後，雖治好了一種病，但卻由這種藥物帶來了更爲嚴重的其他疾病，這類疾病通常被稱爲藥源性疾病。

既然每種新藥都經過了毒理試驗的檢測，爲什麼還會產生藥源性疾病呢？這個問題比較複雜，大體而言，有三方面的原因：

(1)化學藥品對於人體的遠期影響，很難從時間較短的毒理試驗中發現。世界上曾有過這樣的教訓。前西德曾生產過一種止吐藥，專門用於孕婦嘔吐，這種藥經過毒理試驗被證明是沒有毒副作用的，療效也比較好。然後誰也沒有想到，在這種藥上市的隨後幾年中，西德出現了幾十萬殘疾兒童。後來證實，罪魁禍首就是這種止吐藥。可見，毒理試驗是有一定局限性的。

(2)藥品使用不當。化學藥品一般都有嚴格的禁忌症，如果有這些禁忌症，就不能服用。但有些患者不了解這一點，憑藉一點點醫學常識，便去自行買藥服用，由此而造成藥害。

(3)醫學水準的限制。儘管現代學已有了顯著的進步，但對於人體本身的了解，仍有相當大的無知，所以，研製出的新藥究竟會對人體產生什麼樣的結果，有時並不是完全清楚的。

由於這三個緣故，使得現在有的化學藥品。無可避免地有著或多或少的副作用。鑑於近年來藥源性疾病越來越多、且病情日益複雜和嚴重，已引起了全球醫藥學界的重視。爲此，人們把目光轉向了古老的中醫學，因爲中醫所用的的藥物，皆取之於自然，並經歷了千百年的臨床驗證，副作用極少或根本沒有副作用。

西洋參就是這樣一種沒有任何毒副作用的天然中藥。

③現代毒理試驗及臨床研究證明西洋參沒有任何毒副作用

雖然現代毒理試驗尚有不盡完善之處，但以現有的水準來看，仍然是任何化學藥品投入使用前的必需檢測。

西洋參已有了三百餘年的使用歷史，在中國人心目中享有極高的聲譽，是國人習慣使用的補益之品。按照大陸有關法律，西洋參是不需要經過毒理試驗，就可以應用於臨床治療的。但爲了驗證西洋參究竟有無毒性，學者們還是對西洋參做了一系列毒理試驗和臨床觀察。結果證明西洋參確實如中醫古籍中所記載的，沒有毒副作用。

⑴急性毒性試驗

急性毒性試驗的方法是，短期內向實驗動物投予大劑量的藥物，以觀察是否對實驗動物產生毒性。

張樹臣教授用西洋參的主要有效成分西洋參總皂角苷，連續三天大劑量(每公斤體重六〇〇毫克)投予小鼠，三天內未見異常，亦無死亡。謝振家教授也做了類似試驗，他以每公斤體重四百五十毫克的劑量，連續給藥七天，三組受試小鼠均未出現毒性反

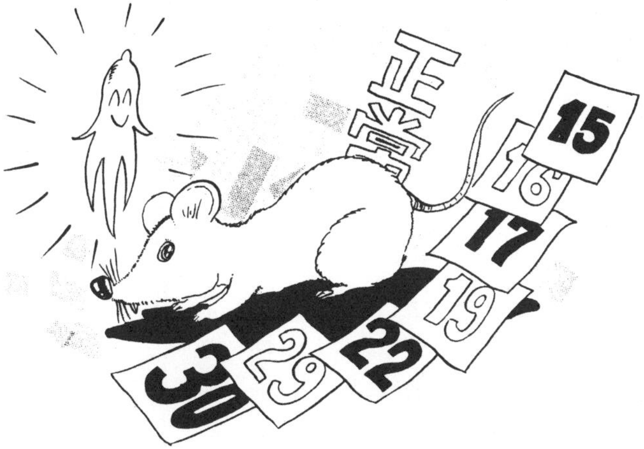

長期給老鼠服用西洋參，沒有發現任何毒副作用，由此證明西洋參確實是中藥中的上品。

應，也無一例死亡。

由此證明，西洋參沒有急性毒性。

⑵長期毒性試驗

長期毒性試驗是指，給實驗動物長時間（一般要持續幾個月）進食某種藥物，以觀察動物是否產生毒性反應，以考察藥物長期使用的安全性。

以中國醫學科學院藥用植物研究所的于澍仁教授爲首的研究小組，連續給正常家犬灌服西洋參總皂角苷六個月，每天灌服一次。

他們的試驗分成三組，一組以小劑量（每公斤體重三毫克），一組以大劑量（每公斤體重一百五十毫克），一組不服藥以作爲對照。在服藥前，服藥中，服藥後，分別記錄體重、飲食、大小便、行爲、血液檢查、肝功能檢查以及腎功能檢查。在服藥六個月後處死動物，取出心、肝、脾、肺、腎進行檢查。

結果發現：

(a)動物外觀、體重未見異常變化，亦無動物死亡。

(b)血液檢查未見異常。

(c)動物內臟病理檢查未見異常。

由此可見，無論大小劑量，長期服用西洋參没有任何毒副作用。

除了以上急性和長期性毒理試驗證明西洋參無毒外，更具說服力的是：臨床長期使用西洋參也没有發現毒副作用。畢竟，毒理試驗是以動物爲對象，而臨床則是以人爲對象的。

中國科學院院士陳可冀教授，在臨床辨證論治的基礎上，讓病人每天服用三克西洋參，久服未見明顯不良反應。

總之，無論是臨床還是毒理試驗，都證明了西洋參没有毒副作用。因此，爲保健、養生、治病而長期服用西洋參，是安全而可靠的。

第三章

西洋參為現代人補虛保健之聖品

從本章開始，就要向讀者朋友們介紹西洋參的具體療效了。相信這些內容是大家最願意了解的，筆者也希望通過西洋參具體療效的介紹，使讀者能借助於西洋參，解除自身的煩惱，獲得健康的身體。

長期以來，西洋參一直被中醫用作補益、滋陰、保健的良藥，深受國人的親睞。隨著現代科學對西洋參所做的種種研究，揭示出西洋參能夠補虛保健的奧妙，而且發現，在物質產品極爲豐富的現代社會，西洋參的補虛功效，有了更大的發揮餘地。

◆說現代人身體虧虛，並非虛妄之談

無論從哪一方面說，現在的人們與過去都有了很大的不同，僅從身體狀況上來說，現在的肥胖者越來越多，患上疑難雜病的人越來越多，腫瘤病越來越多，乃至於自殺身亡者也越來越多。種種不正常的現象是如何造成的呢？除了整個社會環境的巨大變遷之外，現代人的身體虧虛，對於這些現象，應負有相當大的責任。

也許有人對這種說法不以爲意，現代人瘦身都還來不及呢，怎麼會身體虧虛？殊不知人體的過度肥胖，往往是身體虧虛的表現。

在過去，人們的生活水準較低，加上各種物質產品的匱乏，很少出現肥胖症。那時的人們，常常是清瘦體型，雖然吃的是五穀雜糧，沒有現在這麼多的美味食品，但人的體力、精神狀態卻比現代人要好的多。

現代人雖然不愁吃不愁穿，但體質狀況卻極其下降，精神狀態也是相當的萎靡，做什麼事情都無精打采，稍微勞動筋骨就氣喘噓噓，等等諸如此類的表現，根本原因在於身體內部的虧虛。

爲什麼會出現這種情況呢？應從以下幾方面去尋找根源。

①營養的極度不均衡

現代社會的物質產品豐富，人的飲食結構發生了很大變化，吃的是高熱量、高膽固醇的飲食，喝的是滋味濃厚的咖啡。加上爲了節省時間而食用加工生產的速凍食品、罐頭食品、方便食品等，這些食品中大多含有防腐劑或增味劑，過多食用這些食品後，會導致脂肪的堆積和體內各臟器、系統的功能下降。同時，由於缺乏蔬菜、雜糧等食品，使體內出現維他命不足、微量元素不足等問題。

在這種飲食結構之下，一方面造成某些成份的攝入過多，另一方面又造成某些成分的攝入不足。由此而導致體質的全面下降。

一旦產生營養失衡，調整起來是相當困難的。過去人們營養不良時，只需要吃點牛奶、瘦肉就可以恢復；而現在，人們想要瘦身是何等的困難，相信每一位想要瘦身的人，對此都深有體會。

②精神壓力過重

現代生活的節奏越來越快，社會人際關係越來越複雜，人們為了謀求永遠無法滿足的金錢慾、權力慾，整天勾心鬥角，費盡腦汁。人與人之間缺的是溫情與信任，多的是爭鬥與仇恨。生活在這種社會大環境下，人人自危，精神壓力極端沈重。按中醫理論來說，長期精神緊張，最為耗傷人的精血。由此而造成身體虧虛，也就不難理解了。現代醫學亦已證明，由於精神壓力過重而導致的疾病，不僅越來越多，而且越來越難治。

③缺乏體力鍛鍊

隨著科學技術的進步，現代人的工作條件較往昔有了極大的不同，白領階層只需坐在辦公室中，打打電話、發發傳真，就可以談成一件件生意；而工廠中的大部分工作也

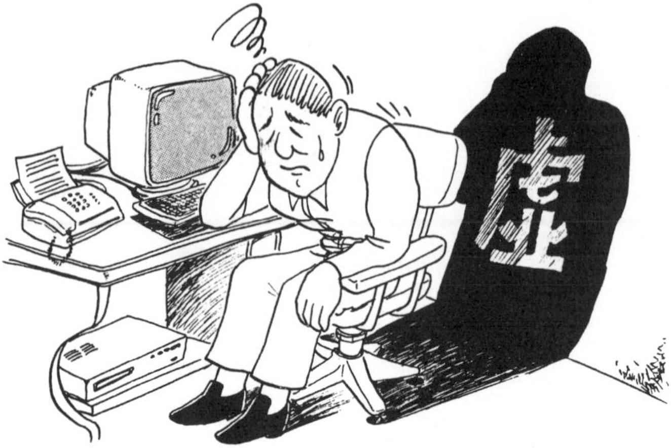

生活在如此環境之下的現代人，身體狀況的虧虛，也就無可避免了。

都趨於機械化、自動化，即使是藍領階層，其工作強度也較過去大爲減輕。加上時間的緊張，導致人們普遍缺乏運動鍛鍊。

由於缺乏必要的體力活動，身體的許多機能隨之而下降，自然規律就是如此奇怪，過勞不行，過逸也不行，拿中國的古話來說就是，「一張一弛之爲道」。身體的許多功能都是符合流水不腐、用進廢退等自然法則的。

④不良嗜好過多

在種種精神壓力下，人們往往借助於酗酒、抽煙以緩解精神上的壓力，有些人由此甚至發展到吸毒的地步。這些不良嗜好的危害，相信不需要筆者多說什麼，長期如此而能身體不發生虧虛者，恐怕神仙都不敢想像。

總之，不論是何種原因所造成，現代人的身體日益虧虛，卻是不爭的事實。雖然現代的人均壽命較之過去有了很大提高，但人的生活品質卻是明顯下降了。換句話說，現代人借助於醫學的進步，處於一種病態的長壽之中，雖然長壽，卻不健康。

◆身體虧虛的現代人，容易罹患多種文明病

許多讀者都知道「正氣存內，邪不可干」這句話，這句話出自中醫經典《黃帝内經》，意思是說，只有身體强壯，病邪才難以侵襲人體。相反，如果身體虧虛了，疾病自然就會乘虛而入。

身體虧虛的現代人，容易罹患多種疾病，這些疾病雖然過去也有，但現在的發病率卻大大增高了。醫學上通常把這類疾病形象地稱爲「文明病」，意思是說，由於文明進步而導致的疾病。

文明進步本來是件好事，現在卻被冠名於疾病之上，這實在是現代文明進步的悲哀。通常所說的文明病包括以下四種疾病。

(a)慢性疲勞綜合症
(b)糖尿病
(c)胃及十二指腸潰瘍
(d)失眠症

這四種疾病之所以被稱爲文明病，正是由於它們與現代文明的進步密切相關，而且它們的發病率有逐年增高的趨勢。

對於這幾種疾病，目前世界各國的醫學界，基本上没有什麼好的治療辦法，一般都是採取一些治標不治本的方法。很多患者在一段時期内可以得到好轉，但很快就又復發，十分令人困擾。

近年來，令醫學界非常驚喜的是，西洋參在文明病的治療中，成爲令人矚目的藥物，它不僅能夠根治失眠、慢性疲勞綜合症、胃及十二指腸潰瘍，而且對於有終生疾患之稱的糖尿病，有著顯著的療效。

◈西洋參對人體各系統的功能，均有良好的補益作用

在談到西洋參對各種文明病的具體治療之前，有必要先向讀者介紹一下它的補益作用，事實上，西洋參對人體的補益作用，正是其能夠治療文明病的主要原因。

西洋參對人體各系統有補益作用，並不是在現代才發現的，事實上，西洋參一到中國，就被廣泛用於補益人體內臟功能的不足。

按照中醫理論來說，西洋參大補元氣，凡是需要補益身體的虧虛，而又不能接受人參的補益作用者，都可以用西洋參進補。這一說法是清末名醫張錫純在《醫學衷中參西錄》中明確提出的。由於西洋參大補元氣，而人體各系統的功能，莫不維繫於元氣，因而，西洋參大補元氣的作用，實際上就是補益人體各系統功能的作用。

中醫的理論，現代人比較難以理解，實際上，現代醫學亦證明了西洋參對人體各系統功能的補益作用。例如，前述西洋參藥理作用中的增强人體免疫力、清除過氧化脂質以及以後將要介紹的西洋參抗衰老的功效，實質上就是對人體的補益作用。

至於西洋參對人體有補益作用的原因，目前有很多解釋，都有一定的道理，筆者以爲，西洋參對人體的補益作用，關鍵在於西洋參對人體營養失衡的調整。

營養失衡源於過多地攝入高熱量、高膽固醇類食品，而人體必需的微量元素和氨基酸卻攝入不足。由於西洋參含有大量的微量元素和氨基酸，長期持續地進食西洋參，恰好可以彌補現代飲食結構的缺陷。

西洋參所含的微量元素，有其自身的特點：

第一：品種齊全，但含量並不高。這一點非常重要，因爲人體雖然需要各種微量元素才可以保持健康，但是，所需微量元素的總量並不多，有時只是需要一點點，關鍵是要品類齊全。

第二：西洋參中的微量元素符合生命活動的要求。在這裏需要理清的一個問題是，我們說人體缺乏某種微量元素時，就需要進行補充，但並不能隨便拿出這種元素讓人吃了就行，還應考慮人體是否能夠吸收的問題。例如，某人因爲缺乏鐵元素而導致貧血，這時應該補充鐵元素，如果醫生只是簡單地讓病人服食鐵塊或鐵粉，那一定是個大笑話。所以，還必須找出能夠讓人體吸收的微量元素。一般來說，可以爲人體吸收的微量元素，應是生物體內所含的微量元素，如蔬菜、水果或動物體內的，因爲生物體內的微量元素是有機微量元素，可以爲人體所吸收，並可以發揮生物效能。西洋參中的各種微量元素就符合這一要求。

另外，西洋參所含的各種微量元素，比例協調，服用之後不會因爲微量元素的比例失調而產生疾病，這一點也是十分重要的。

由於西洋參所含微量元素具有以上特點，所以，西洋參對人體微量元素的補充作用，遠非一些單純補充某一微量元素的藥物可比。

西洋參除了藉由其中所含的微量元素，對營養失衡進行調整之外，其中含有的西洋參皂角苷及多種氨基酸，還有加速體內脂肪消耗的功能。

在西洋參諸多有效成分的綜合作用下，原先失衡的營養狀態得以調整，而各系統的功能下降亦隨之而解除。當然，這其中還有許多原理未能全部闡釋清楚，但西洋參調整營養失衡的狀況，無疑應是西洋參補益作用的主要機制。

◆現代社會特有的疲勞綜合症，可藉由西洋參而解除

①疲勞綜合症是現代社會特有的病種之一

以前人們很少聽說疲勞綜合症這個病名，但現在卻越來越多，以筆者有限臨床經驗來說，僅在一年之間，就已診治疲勞綜合症患者一百五十餘人，可見其發病率之高。

這是一種什麼樣的病呢？其實，患這種病的人，即便通過現代化的醫療檢測儀器，

也很少能發現內部臟器組織或系統的異常變化。但患者本人卻有著極爲痛苦的感覺，主要表現爲全身疲憊，做任何事都没勁，坐的時間稍長就感到頭暈腦脹，希望能躺下休息，可是一旦躺下卻渾身難受，睡不著覺。總之，是坐著也累、站著也累，做任何事情都是既無興致也無精力。

對於這種情形，或許本書的讀者群中，也會有人經歷過。由於它没有確定的異常變化，醫學上一般稱之爲疲勞綜合症，或稱爲慢性疲勞綜合症，因爲這些令人難受的表現，往往是長期的、慢性的過程。

疲勞綜合症是現代社會特有的疾病之一，對其發病機理，迄今尚未完全闡明，現在認爲主要與現代社會高節奏的生活、精神壓力過重、長期超負荷工作、熬夜過多、煙酒過度、偏食等因素有關。機體長期在這些因素的作用下，各個器官、系統逐漸產生疲倦，進而表現爲全身功能的下降，患者自身便會有疲勞感及其他全身不舒服的感覺。

由於慢性疲勞綜合症並没有內部臟器實質性的病變，所以現代醫學也没有辦法解決，西醫對這類病人的處理主要是建議患者休息、補充維他命，從臨床療效看，基本上解決不了什麼問題。近年來發現，疲勞綜合症不僅僅是患者感到疲勞的問題，而且有體質全面下降、免疫功能降低的問題。患有慢性疲勞綜合症的人，如長期得不到解決，則

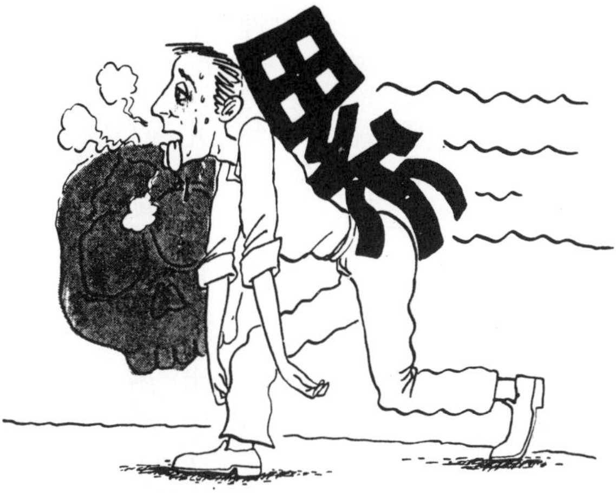

慢性疲勞綜合症是現代社會的常見病，被歐美國家稱為「愛滋病第二」，主要表現為莫名其妙的疲勞感、身體各項功能下降等，是一種可以引發很多其它疾病的恐怖之疾。

其患上癌症的能性大大增加。這其中的道理也不難理解，試想，一個全身難受、飲食不佳以及睡眠不安的人，其身體的抵抗力、免疫力的下降在所難免，進而導致癌症也就在意料之中了。

既然現代醫學對疲勞綜合症無能爲力，那麼患上此病的人是否就應束手待斃呢？其實，解決的辦法說起來相當簡單，只要每天持續服用西洋參即可。

②西洋參對疲勞綜合症有根治之效

發現西洋參能夠治療疲勞綜合症，起緣於中醫對疲勞綜合症的診治。按照中醫理論來說，疲勞綜合症屬於氣陰虧虛證，因而需要採用滋陰補氣的方法進行治療，而西洋參恰恰是一味大補元氣，養陰生津的良藥。

按照這一傳統的認識，國內醫學界在臨床上使用西洋參對本病進行治療，結果獲得令人十分驚喜的療效。

北京首都醫科大學附屬安貞醫院張濤博士的研究發現，單純服用西洋參，可以對慢性疲勞綜合症產生根治的效果。

張濤博士將疲勞綜合症分爲九種症狀，採用單純服用西洋參，每天服三克的治療方法，觀察了一百例患者。他先將患者的症狀進行打分，分數越高者，症狀越重。其治療結果如下表：

由以下結果可以發現，西洋參對慢性疲勞綜合症的總有效率爲百分之九十二點七，對於全身無力症狀的療效，竟達到百分之

西洋參對一百例慢性疲勞綜合症患者的療效觀察表：

症狀表現	例數	治療前總分	治療後總分	有效率
全身無力感	100	300	0	100%
失眠	78	156	23	85%
心悸	84	252	10.6	95.8%
食慾不振	80	240	4.8	98%
舌紅少津	95	285	35.6	87.5%
脈浮數無力	90	180	18	90%
頭暈	93	279	28	98%
夢多	58	116	12	90%
盜汗	25	50	4.3	91.5%
總有效率：92.7%				

百，可見，西洋參在本病的治療中，確實具有十分顯著的療效。

筆者在治療此病時，對絕大多數患者也是採用單純西洋參治療，對主要症狀如無力感、疲勞感以及失眠、心悸等，基本上都可以根治。在服用西洋參的方法上，也比較簡單，主要是採用西洋參片泡水代茶飲，每天用三～五克即可，大多數患者服用三天後即可見效，持續一個星期即可基本痊癒。

需要提醒的是，慢性疲勞綜合症的發生與工作壓力、心理負擔過重有關，患者大多數有超負荷工作的經歷，並且缺乏必要的體力鍛鍊，因此，在服用西洋參的同時，亦要注意改善這些問題，否則，西洋參的療效再神奇，也難以產生持久的療效。很多患者在服用西洋參後解除了疲勞綜合症的痛苦，但隨即又投入了瘋狂的工作中，導致疾病再度發生，這是醫生愛莫能助的。

◆西洋參是目前治療糖尿病最理想的天然藥

①糖尿病是生活富足的孿生物

糖尿病的發病率近年來居高不下，已成爲國人的主要死因之一。雖然它不是現代社會特有的疾病，但卻是在現代社會，才變得日益普遍的疾病。換言之，糖尿病的發生亦與現代社會的生活架構有莫大的關係。關於糖尿病的發生原因，我們可以從諾魯國人的悲劇談起。

在美麗的南太平洋群島，有一個諾魯共和國，這個國家在本世紀五十年代之前，十分貧窮落後，主要依靠捕魚爲生，長年過著劈風搏浪、食不裹腹的日子。不過，那時諾魯人雖然貧窮，但卻沒有一個人患糖尿病。到了五十年代之後，由於當地發現了豐富的磷礦資源，諾魯人幾乎一夜之間暴富起來，傳統捕魚業就此一去不復返了，他們僅以磷礦出口，就已富甲於天下，當然不再願意去幹那種風浪中的辛苦工作。

於是，諾魯人吃的是進口的西方化飲食，坐的是高級進口轎車，肥胖者舉國皆是。然後，樂極生悲彷佛是自然界的必然規律，在以前發病率爲零的糖尿病，短短的幾年中，便一下猛竄至20％，諾魯人每年因糖尿病而死亡的人數，佔各種死亡原因的首位，當地婦女因糖尿病而流產者，數不勝數。糖尿病成了富有的諾魯人的悲劇。

科學家們對諾魯國的糖尿病現象進行了研究，結果證實，正是由於該國的財富害了他們。由於諾魯人一下子由窮變富，進食的都是高熱量、高膽固醇食品，加上再也不需幹勞動體力的工作，因而導致肥胖症的泛濫，而肥胖症恰恰是引起糖尿病的主要原因。

由諾魯人的悲劇我們可得到啓示，在物質文明日益發達的現代社會，一定要注意飲食結構的合理和運動鍛鍊，否則，一旦發生肥胖症，往往就意味著下一步的糖尿病。現代科學現在已十分明確地指出，肥胖症是導致糖尿病的重要原因，對此，不能不引起人們的重視與警惕。尤其是華人，近年來的糖尿病患者越來越多，這與華人過去的貧困與勤奮到現在的富足與安逸，有很大關係。由華人世界糖尿病的分佈情況也可以看出，生活條件較好的台、港、澳地區的糖尿病發生率，遠高於生活條件較差的大陸地區；而大陸城市人群的發病率，又高於農村人群的發病率。

所以，生活富足之後，尤其應注意飲食結構的合理性，要少吃高熱量、高膽固醇飲食，多吃蔬菜、雜糧，並加强運動鍛鍊。

②糖尿病有終生疾病之稱

在醫學界，通常把糖尿病稱為文明病、富貴病，名字雖然好聽，其實非常可怕。

糖尿病的發病機理在於，人的胰臟分泌胰島素不足，因而不能夠有效利用血液中的糖份，所以，血液中糖份的濃度超過正常。

血糖過高的危害十分嚴重，可以使全身血管變性，導致動脈硬化，血液循環不暢，心肌梗塞，腎功能衰竭，視網膜出血，神經麻痺，肝臟損害，免疫功能下降等，可以毫不誇張的説，糖尿病乃萬病之母。

糖尿病不僅危害嚴重，更可怕的是現今沒有根治的辦法。目前西醫主要是以飲食療法和運動療法作爲治療糖尿病的基本方法，同時採用口服降糖藥和注射人工胰島素來改善症狀，防止其進一步發展。正因爲如此，糖尿病又稱爲終生疾患。

即便是僅供維持病情不再發展的口服降糖藥和注射胰島素，在使用過程中也還有許多缺憾。口服降糖藥有很多副作用，肝、腎功能不好的人，不宜使用；胰島素需要每天注射，給患者帶來精神和肉體兩方面的痛苦。這兩種治療糖尿病的藥還有一個共同的副作用，那就是有引起低血糖的危險，這是由於這兩類藥降血糖的力量過於峻猛所致。如果低血糖救治不及，則會導致生命危險。

總之，糖尿病是當今社會所面臨的一種病情嚴重、治療困難的終生性疾患。

③西洋參有希望成爲根治糖尿病藥物

鑑於糖尿病的嚴重危害，世界各國的學者，都千方百計地對此進行研究，希望找到一種可以根治糖尿病的藥物。我國學者根據中醫自古就將人參用於糖尿病的治療的提示，首先對人參治療糖尿病的效果進行了觀察，結果發現，人參確有一定的降血糖功效，但療效並不十分令人滿意，主要是因為，人參的藥性是溫熱性質的，而糖尿病人一般都表現為陰虛燥熱，因而不能長期使用人參，也不能單獨使用人參，如用人參治療糖尿病，還必須配伍一些涼性中藥，以對抗人參的溫熱之性。

在此研究的基礎上，國內學者把目光投向了西洋參，因為西洋參屬涼性藥，且大部分功效與人參相似。於是，研究人員從動物實驗和臨床治療兩方面，來探討西洋參能否治療糖尿病。結果十分令人振奮。

(1)西洋參可顯著降低實驗動物的血糖

研究人員先將小鼠製造成糖尿病病態模型，然後，分別以西洋參粉、西洋參皂角苷餵養這些糖尿病小鼠以及正常小鼠，結果發現，西洋參粉和西洋參皂角苷對糖尿病小鼠及正常小鼠，均有降低血糖的效果。這一結果是由大陸學者陳紅賓所提出的。

而日本學者奧島(Oshima)的研究更令人稱奇，他首先證明西洋參湯有降低動物血糖的作用，進而，他又從西洋參湯中提取出西洋參多醣，然後用西洋參多醣注射到小鼠體內，結果發現，西洋參多醣具有明顯的降低血糖的功效。換言之，向小鼠體內注射了

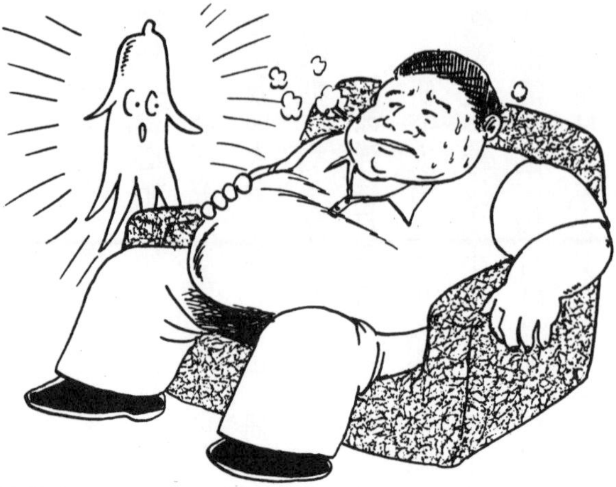

肥胖體型的人，很容易罹患糖尿病，而糖尿病有終生疾患之稱，現在尚無根治性療法。而藉由服用西洋參，糖尿病的各種症狀與併發症，都顯著下降。西洋參有希望成為根治糖尿病的天然藥物。

糖份，卻反而使血糖下降了！

以上兩組實驗，都證明了西洋參降血糖的功效，那麼，對於人的糖尿病，西洋參是不是也有這麼好的療效呢？回答是肯定的。

(2)西洋參對糖尿病患者有顯著療效

北京三〇一醫院中醫科的趙冠英主任醫師，根據數十年對糖尿病的研究，採用以西洋參爲主的治療方法，治療糖尿病患者一百零五例，取得了滿意療效，總有效率高達百分之八十二點九。

趙冠英主任的治療不僅療效高，而且還有很多其他優點：

(a)對糖尿病患者的各種自覺症狀，有顯著的改善，服藥後，患者精神、身體狀態明顯好轉。

(b)不僅有顯著的降血糖作用，而且可以降血脂，促進血液循環，從而從根本上改善糖尿病患者的全身狀況，減少了併發症發生的機會。這一點非常重要，要知道，糖尿病的最大危害並不是糖尿病本身，而恰恰是其可怕的併發症。

(c)通過均衡患者的營養狀況，消除肥胖症，從而解除了糖尿病的主要發病原因。關於西洋參瘦身的功效，本書在第八章中還有詳細介紹。

總之，西洋參對糖尿病患者的治療，並不僅僅停留於降血糖之上，更主要的是對患者失衡的營養狀態、血液的瘀滯、體內代謝的異常、內分泌功能的紊亂等，進行全面調整。這也是西洋參不同於西藥治療的一個顯著特點，正是在這個意義上，有的學者斷言，西洋參將是人類攻克糖尿病的希望之所在。

至於西洋參何以對糖尿病產生出人意料的良好療效，目前有多種解釋，仍未完全闡釋清楚。一般認爲，西洋參各種有效成分之間，通過相互協調的作用，使糖尿病患者的糖代謝、脂肪代謝的紊亂狀況，得到調整，從而產生療效。筆者則認爲，西洋參治療糖尿病的機理，很難單獨從某一方面加以解釋。要知道，糖尿病本身就是一個十分複雜的疾病，其病理變化往往牽涉到多個器官、系統，迄今爲止，現代醫學對糖尿病的發病原因也還未完全明瞭，因此西洋參治療糖尿病的機理，最大的可能是西洋參對人體各系統功能全面調整的結果。事實上，現代科學對西洋參的種種研究，恰恰證明了西洋參對人體各部分的廣泛療效，這正是西洋參防病治病的優勢所在。

◈可以根治有壓力病之稱的胃及十二指腸潰瘍

①胃腸功能因壓力過大而變得弱不經風

胃潰瘍、十二指腸潰瘍是現代上班族中發病率極高的病種，病情輕的，主要表現為食慾下降、噯氣等；病情重的，表現為胃部疼痛，甚至因為胃及十二指腸潰瘍處的血管破裂而發生吐血、便血等症狀。

胃及十二指腸潰瘍為何容易發生於現代人身上呢？這是由於現代社會生活壓力、心理壓力過重所致。當人們由於精神壓力持續而大量地積存時，人的胃、腸功能會變得十分脆弱。其中的道理在於，持續的精神緊張和沈重的心理壓力，會使身體內的血液，更多地流向大腦和四肢肌肉；消化系統卻因為得不到足夠的血液供應，而變得脆弱不堪。實際上，這是人類在億萬年的進化過程中，形成的一種自我保護反應。

古人的生存條件險惡，隨時會遇到虎豹豺狼的襲擊，因此，保護生命是自然而然的本能。一旦遇到危急情況時，當務之急是要把有限的營養，送到可以逃命的大腦和四肢肌肉中去，肚皮中的事是次要的，暫時先逃命再說。

這種本能的反應一直遺傳下來，並體現於現代人身上。現代人所承受的壓力不僅來源於生命安全，更來自於社會生活中的各種狀況，例如，工作進展不順利、上司的不滿意、與同事關係不融洽、夫妻感情出現危機、兒女不求上進，等等諸如此類的問題，均會導致精神、心理上的巨大壓力，使消化系統的血液循環減少，胃及十二指腸的黏膜因爲得不到營養物質的充分供應，而變得弱不經風，容易受到損害。

由於胃腸中含有消化力很强的胃酸，而各種消化液又主要分泌到十二指腸中，所以，當消化道因缺血而變得脆弱時，這些酸性液體會引起胃和十二指腸潰瘍。

最近的一種理論認爲，胃及十二指腸潰瘍的原因，是由於一種名叫幽門螺旋桿菌的細菌所致，這種細菌在消化道缺血時，會引起胃及十二指腸發炎，同時產生大量的氧自由基，使胃及十二指腸潰瘍。

總之，不管是什麼理論，都認爲胃腸供血不足，抵抗力下降，是胃及十二指腸潰瘍的根本原因。

②西洋參可根治胃及十二指腸潰瘍

安徽省建醫院內一科，採用西洋參粉治療胃及十二指腸潰瘍，獲得了十分顯著的療效，總有效率爲百分之九十四點三。

他們採用的方法是，將西洋參銼成粉末，裝入膠囊中，每粒重零點五克，每次服用二粒，一日服三次，飯前服用。結果發現，單純以西洋參治療的一百二十五名患者，在服用西洋參十天之後，進行胃鏡檢查，看到絕大部分原先的潰瘍表面，有明顯的癒合，說明西洋參粉有修復胃及十二指腸潰瘍的功效。同時，患者的噯氣症狀、胃區疼痛等症狀，都有極大好轉或基本消失。

該醫院對西洋參治療胃及十二指腸的機制進行了探討，證實與以下三個方面有關：

⑴清除潰瘍面的氧自由基

在胃及十二指腸潰瘍處，氧自由基遠高於正常水準，由於氧自由基具有十分活躍的化學特性，可以與人體組織細胞發生氧化反應。當潰瘍面的氧自由基大量聚集時，潰瘍面會不斷被氧化而招致損害。

服用西洋參粉後，西洋參粉會停留於潰瘍面處，清除聚集的氧自由基。西洋參之所以能清除氧自由基，是由於其中所含有的微量元素所致。這一點將在以後多次提到。西洋參對氧自由基的清除，可以中止氧自由基對潰瘍面的進一步損害，從某種意義上講，就是斷除了潰瘍發生的一個重要原因。

(2)促進血液循環的重新分配

對體內血液循環的重新分配，可能是西洋參治療胃及十二指腸潰瘍的主要機制。如前所述，胃及十二指腸潰瘍是在過重的精神、心理壓力下，胃腸供血不足而抵抗力下降所致。

服食西洋參後，西洋參能夠對體內血液供應進行重新分配，使原先血供不足的胃腸道，得到充分的血液和營養，提高其自身修復能力。

也有學者認爲，西洋參使胃腸道血液供應增加的原因，在於其疏通了潰瘍面血液循環管道的緣故。不論是哪種機制，西洋參可以改善胃及十二指腸潰瘍患者的胃腸道血液供應，是目前已被公認的事實。也正是因爲如此，患者在服用西洋參後，往往會有胃口變佳的表現。

(3)緩解精神緊張狀況

人的精神心理緊張主要由社會原因所造成，對此，西洋參是無能無力的。但西洋參卻可以使人們業已發生的緊張情緒得到調整和改善。

現代藥理學實驗證明，西洋參能抑制原本緊張的大腦皮層，使焦慮、失眠症得到治療。而焦慮和失眠往往是胃及十二指腸潰瘍的激發因素。西洋參通過這一作用，可以緩解患者的精神、心理壓力，進而達到治療胃及十二指腸潰瘍的作用。

(4)促進胃腸膠原細胞再生

統計資料表明，很多胃及十二指潰瘍患者，有飲食結構不合理的一面，這些患者的口味單一，喜吃醃製的鹹菜，對蛋白質食品攝入不足，這就導致了潰瘍的難以恢復。因爲胃及十二指腸黏膜表面，是以膠原細胞爲主的，而膠原細胞的再生，必須由飲食中的蛋白質提供原料。

由於西洋參中含有多種人體必需氨基酸，當潰瘍患者用西洋參後，其中所含的氨基酸可以促進膠原細胞的再生，潰瘍面的癒合由此而加快。

除了以上四方面的機制外，還有一個原因也不可忽略，那就是西洋參中所含有的鋅元素。鋅元素有抑制炎症的作用，可以明顯地促進胃及十二指腸潰瘍面的癒合。

③利用西洋參治療胃及十二指腸潰瘍，應注意正確的方法

細心的讀者會發現，安徽省建醫院用以治療胃及十二指腸的西洋參，是西洋參粉，他們用西洋參粉裝入膠囊内服，而不是用西洋參煎湯或以水泡西洋參片，這其中是有科學依據的。

由於是以粉末這種劑型服用，所以，西洋參在胃腸道的停留時間，要比服用西洋參湯持久的多。而且，西洋參粉還可以直接作用於潰瘍面，發揮最直接的治療效果。這就是爲什麼要服用西洋參粉以治療胃及十二指腸潰瘍的原因。

另外一點，西洋參粉要在飯前服用，才能更好地發揮治療潰瘍的作用。這是爲了讓西洋參粉與潰瘍面有更多的接觸機會。

如果是在飯後服食西洋參粉，一方面造成西洋參粉不能與潰瘍面充分接觸，另一方面，食物會促使胃酸分泌，也導致西洋參療效的下降。

在此需要强調指出的是，對於胃及十二指腸的治療，西洋參固然有很好的療效，但患者如果不重視自己精神狀態的調整，培養寬廣的胸懷，那麼，即使在西洋參發揮療效之後，也會因爲精神壓力過重而復發，要知道，胃及十二指腸潰瘍的發生，與精神壓力有著密不可分的關係。

◆良好的清靜安神作用，使失眠症不再困擾

①令人極端苦惱的失眠症

在這個世界上，再也沒有比失眠更讓人痛苦的事情了，相信每一位有過失眠經歷的人，都會有此體會。

失眠是一個極爲普通的現象，正常人一般都曾經歷過。如果失眠偶而發生於情緒興奮之後而並非是經常出現，那麼，這種偶然的失眠現象並不屬於病態。如果是長期不明原因的失眠，才能被稱作失眠症。

失眠症因爲主要發生於成年人，所以又被稱爲成人病。在醫學上，對失眠症有一個較爲嚴格的定義，是指因爲入睡困難或睡眠時間減少而導致的一種睡眠障礙症。事實上，失眠的表現是多種多樣的，有些人躺在床上，感到十分困倦，但卻就是睡不著，於是輾轉反側，乃至通宵不眠；有些人雖然可以入睡，但一有風吹草動，哪怕是一點點聲響，也會使其睡眠中止，一旦醒來便再也不能入睡。凡此種種，皆爲失眠症的常有表

現。

失眠發生的原因非常複雜，除了正常人可因爲情緒劇烈波動而致失眠外，其他各種病態的失眠大多原因不明。根據筆者的臨床經驗，失眠症患者以身體虧虛者爲主。這些患者往往是在長期精神壓力、工作壓力的沈重負擔下，導致體質下降，身體各器官、系統的功能虧虛，失去了對人體生物鐘的自我控制所致。

衆所周知，人體內有一個看不見的生物鐘，它控制著人體各器官的活動節律，尤其以大腦的工作節律表現得最爲明顯。在這個生物鐘的控制下，大腦皮層在白天活躍，在夜晚休息，人就進入睡眠狀態。人體內的其他器官也和大腦一樣，受生物鐘的控制，只不過，表現出的節律不像大腦皮層那樣明顯而已。

生物鐘的正常功能，有賴於全身各器官的協調合作，當人體在長期沈重的思想、工作負擔之下，或是在煙、酒、茶的過度刺激下，體內各器官的功能全面下降，失去協調，進而導致生物鐘被打亂，由是而產生失眠症。

失眠症是極其痛苦的一種病症，患者大多會感到極度疲倦，希望能好好睡上一覺以恢復精神與體力狀態，但這個願望卻不能實現。躺在床上想睡卻睡不著的滋味，其痛苦之處恐怕勿需筆者多說什麼。

②失眠的嚴重危害

睡眠是人體正常生理過程之一，人生有將近三分之一的時間，是在睡眠中度過的。人類花費如此之多的時間用於睡眠，是有其重要意義的。藉由睡眠，可使疲勞的神經系統、肌肉系統的功能得到恢復，並在睡眠中調整機體中組成部分的功能狀態。由此而維持身心的健康。

正因爲睡眠對於維持身心健康極爲重要，因此，一旦睡眠出現障礙，會給健康造成極大的危害。舉例而言，有很多癌症患者在發生癌症之前，有長期睡眠障礙的病史，由於長期失眠，機體的免疫功能顯著下降。

事實上，失眠的危害是如此之嚴重，造成的不良影響遍及全身各系統。大致而言，失眠造成的危害可以概括爲以下十種：

(a)引起情緒焦慮、沮喪、抑鬱；
(b)使全身各部分的功能下降；
(c)使機體抵抗力減弱；
(d)使反應變得遲鈍，誘發交通事故；

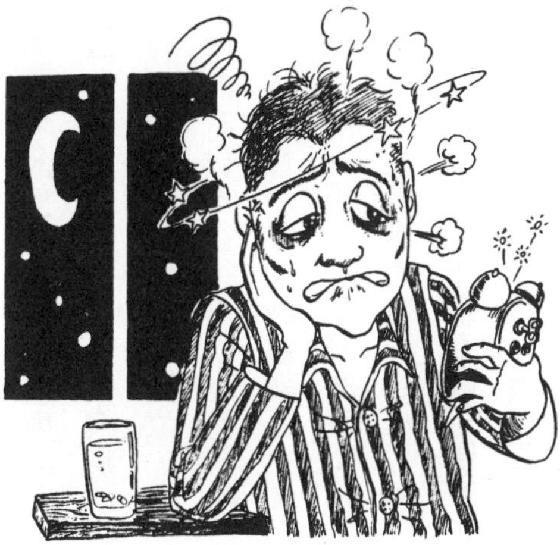

世上再也沒有比失眠更痛苦的事情了，由失眠而引發的其它問題，更加嚴重。

(e)使思維能力減弱，判斷力下降；
(f)嚴重者可致精神分裂症；
(g)可致帕金森氏綜合症(又稱震顫麻痺)；
(h)使免疫功能下降，誘發腫瘤；
(i)是慢性疲勞綜合症的病因與表現；
(j)可誘發自殺行爲。

以上十種失眠的危害，尚不足以全面涵蓋失眠給健康帶來的危害，緣於此，現今在世界各國，都日益關注著失眠症，不僅因爲失眠症的危害嚴重，而且因爲現代醫學對失眠症的束手無策。

③沒有副作用的西洋參治療失眠法

隨著醫學的不斷進步，許多疾病的病因已被解開，而各種特效藥、治療技術及預防方法，亦層出不窮。由於這個緣故，各種「肉體性的疾病」已紛紛爲人類所征服。然而，另一方面，現代人罹患所謂「心病」者，增加的趨勢十分明顯。這種情形的出現並不難理解，現代社會的環境日益複雜，人類所遭受的精神上的煩躁、興奮、苦痛等刺激，構成了人類的巨大壓力。這種巨大的壓力，一旦超過人的精神所能承受的範圍，各種「心病」也就隨之而出現。失眠症即爲衆多「心病」中的一種。

其實對於失眠症的治療，現代醫學業已發明了許多特效安眠藥，這些安眠藥在剛開始吃的時候，往往可以迅速消除失眠，然而令人遺憾的是，這些治療失眠的西藥會讓人產生依賴性，換句話說就是，失眠症患者必須每天服用這些安眠藥，才可以進入睡眠狀態，同時，服用安眠藥的時間越長，所需服用的劑量會變得越來越大，最後到了服用多大劑量也不管用的地步。

安眠藥的副作用不僅是使患者產生依賴性，而且安眠藥本身還具有很大的毒性。衆所周知，現代常見的一種自殺方式即爲服用安眠藥，説明安眠藥的毒性是相當大的。因此，服用安眠藥一定要嚴格控制劑量，醫生也不敢爲患者一次開出過量的安眠藥。

而西洋參藉由其對中樞神經系統的藥理作用，可以使失眠症患者擺脱痛苦，而且沒有任何毒副作用。西洋參在失眠症的治療中，具有安眠西藥不可比擬的優勢。

現代藥理學實驗證明，西洋參總皂角苷和其中含的西洋參皂角苷 Rb_1，具有寧神鎮靜的作用。科研人員把西洋參總皂角苷和從西洋參中提取出的單體皂角苷 Rb_1，分別用於動物實驗和失眠症患者，結果都證實具有顯著的催眠效果。

進一步的研究發現，西洋參鎮靜安神作用的產生，不僅僅是其中所含的某一兩種成分在起作用，更重要的是西洋參各成分之間的協同作用。當失眠症患者服用西洋參後，西洋參除直接鎮靜安神之外，還對患者原先失調的各系統、各內臟功能進行調整，並使其恢復正常。

在這樣的綜合作用下，西洋參治療失眠症的效果就不僅是著眼於失眠症本身，而且對失眠症患者的整體失調起作用，所以說，用服用西洋參的方法治療失眠症，乃是一種標本兼治的方法，可以獲得持久和根治的療效，這一點是最爲重要的。再加上西洋參沒有毒副作用的特點，可以毫不勉强地說，西洋參是失眠病患者的救星。

④只有恰當的服食西洋參，才可獲得良好的效果

用西洋參治療失眠症，還必須掌握正確的方法。臨床實踐表現，用西洋參治失眠，每天服用的劑量無需太大，大約保證每天服二～三克即可。

在服用時間上，一般在臨睡前一小時服，可以獲得很好的催眠效果，而且最好是將西洋參煎煮成西洋參湯服用。如果服用的是西洋參粉，那麼，在臨睡前二小時服用最好，這是由於湯劑比粉劑更容易爲人體所吸收的緣故。

鑑於失眠症是當今的難治之疾，危害又比較嚴重，患者在服用西洋參外，尚應注意一些生活中的細節，例如，少抽煙，不喝或少喝茶與咖啡，同時，應注意加强運動鍛鍊，睡前用溫水泡腳等。這些細節問題，看起來無關緊要，但卻往往影響到西洋參治療失眠的效果。

從個人修養上講，失眠症患者應心胸開闊，放下沈重的心理負擔，在睡眠前不想或少想工作和生活中的困難。

如果能在提高個人修養、注意生活細節的基礎上，配合服用西洋參，那麼，擺脱失眠症的困擾可以説是再簡單不過的事情。

本章所介紹的西洋參可以產生療效的病症，疲勞綜合症、糖尿病、胃及十二指腸潰瘍和失眠症，都是現今醫學界在治療上的難題，而借助於西洋參，卻可以獲得卓越療效，這就是現代醫學日漸對西洋參產生興趣的緣由。實際上，這幾種難治的現代疾病，從根本上説，是由於現代人體質的全面虧虛所致。西洋參從成爲中藥的三百餘年來，就一直被中醫用爲補虛之聖品，由此看來，西洋參對這幾種現代疾病的顯著療效，並不是偶然的。此外，之所以稱西洋參爲現代人補虛之聖品，是因爲古人的體虛與現代人體虛有所不同。按中醫理論來說，古人體虛大多是虛寒性質的，故適宜於藥性溫補的紅參、高麗參等；而現代人體虛並非是營養物質的不足，而是因爲熱量過剩，所以，現代人的體質大多是虛熱型的，也即通常人們所說的虛火、無名之火，所以，給現代人進補，比較適宜於藥性清涼的西洋參。

縱觀本章所介紹的幾種現代常見病，臨床上無不表現出虛火上炎的症象，所以，西洋參對此類疾病的良好療效，確實是意料之中的事。

第四章

西洋參是中老年人的理想保健中藥

近年來，全球人口老齡化的趨勢十分明顯，在華人世界中，亦是如此，大陸人的平均壽命已達到七十歲，而經濟條件較好的台、港、澳等地華人，人均壽命還要高。因此，如何面對步入老年後的健康問題，是擺在每一位中老年人及醫學界面前的一個重要課題。

現在的人平均壽命雖較以往提高許多，但中老年人的生活品質卻難如人意，事實上，大部分中老年人的身體狀況十分低下，雖借助於現代發達的醫療技術而減少了過早夭亡，但卻保證不了健康的身體。於是而造成一種怪現象，即，現代人雖然可以長壽，但卻百病纏身，有些人雖然可活到八十乃至九十歲的高齡，但卻長年臥床不起。很顯然，這種長壽，並非人們追求的理想境界，人們需要的長壽是既長壽又健康。

本章主要是介紹西洋參對中老年人問題的解決，以及西洋參是如何延緩衰老進程，使人長壽，同時又使中老年人保持健康的。

◆衰老在現階段是人類不可避免的自然規律

①現代社會的架構，使中老年人承受了極大的壓力

科學技術的迅猛發展，使現代社會的架構發生了很大變化，人們爲應付工作中的需要和激烈競爭，必須不斷地學習新的知識和技術，以充實自己，否則將有被淘汰的危險。這種情形對於年輕力壯者來說，尚可以對付過去，但對於已步入中年以後的人來說，就有點勉爲其難了。

人到中年之後，本身就有精力、體力下降的趨勢，又要操心於家庭、工作、子女等問題，所以很難適應新的技術學習。以科技較爲發達的日本爲例，該國的許多中年人，因爲不能適應辦公室電腦化的工作要求，而產生電腦恐懼症，但辦公室電腦化的趨勢又無可逆轉，因而許多人爲此而失去原先較好的職位，或轉爲技術要求較低的工作，或是乾脆被公司辭退。

在這種情形之下，中老年人承受的壓力較過去顯著增加，也正因爲如此，現代社會一般要求人們一到六十歲就退休，女性工作人員的退休年齡甚至低至五十五歲或五十歲。

一般來說，退休之後就意味老年期的到來，但老年人往往並不因爲退休而壓力減

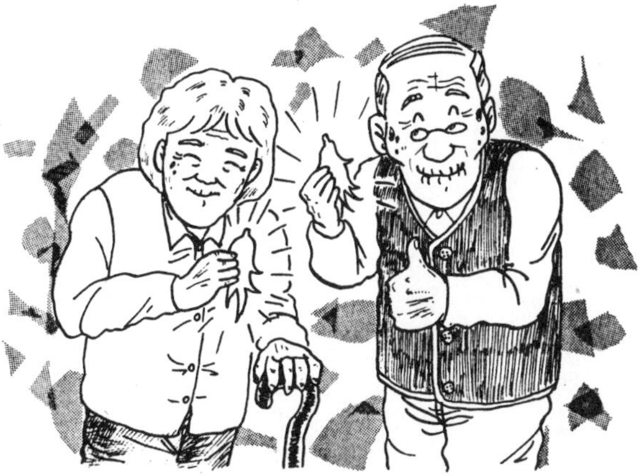

如何面對漫長的老後生活，是擺在老人與醫學界面前的重大課題。如能長期堅持少量服用西洋參，則既可抗衰老，又可提高老年人的生活品質。

輕。由於老年人的社會閱歷豐富，對社會的巨大變遷有著較爲深刻的認識，他們對家庭成員，尤其是對子女的擔心，以及對衰老和死亡的恐懼等，使得老年人不僅沒有因爲退休而減輕壓力，甚至更勝於前，而且，這種壓力主要是心理上的壓力。

現代醫學認爲，心理上的變化對健康有著重要影響，中老年人的心理壓力過重，往往會加快衰老的進程，並會引起一系列身體上的疾病。而中醫學也認爲，喜、怒、憂、思、恐等情感的過度變化，會導致內臟疾病的產生，中醫把這類疾病，稱之爲「七情致病」。

可見，無論是中醫或現代醫學，都認識到了心理、情緒對健康的巨大影響，作爲現代社會中承受著巨大壓力的中老年人，產生各式各樣的病痛和衰老進程的加快，也就不足爲奇了。

有人將現代社會中老年人的特點概括爲以下四點：

(a)心理壓力過重，孤獨感强烈；

(b)體質下降，疑難雜症較多；

(c)衰老症狀明顯；

(d)壽命較以前要長，但多爲帶病延年；

當然，任何事情都不是絕對的，在現實生活中，我們也可以看到許多鶴髮童顏，既長壽又健康的老人，只不過，這種情況越來越罕見了。

②關於衰老的學說

追求長壽乃至長生不老，是人類千百年來的夢想，但迄今爲止，儘管現代醫學已是相當的進步，長生不老仍然只是一個夢想而已。

在現有的科技水準下，人們還不能改變衰老這一自然規律，但醫學家們已揭示出人類衰老的一些內在機理，並提出了多種有關於衰老機制的學說，其中影響最大的，要算是「過氧化脂質衰老學說」。

這個學究的核心觀點是，人之所以會由青年變爲老年，乃是由於體內過氧化脂質的逐漸蓄積有關。

前文在介紹西洋參的藥理作用時，曾對過氧脂質略有介紹，它是由體內氧自由基與正常脂肪發生氧化反應而產生的一種有害物質，現代常見的疾病如高血壓、冠心病、中風等，都或多或少地與之有關。那麼，過氧化脂質爲何會引起衰老呢？

研究人員發現，人類隨著年齡的增長，體內各組織器官如腦、心、肝臟、腎臟以及血液中的過氧化脂質，都逐漸增高，在人體各種細胞乃至細胞中更小的細胞器中，過氧化脂質也隨著年齡而升高。人的肉眼可以看見的情況也是如此，例如，老年人皮膚上出現的老人斑，實際上就是過氧化脂質在皮膚上的沈積，醫學上稱之爲脂褐素。

不僅人類如此，其他動物體內的過氧化脂質，也莫不隨著年齡的增長而增多。例如，小鼠隨年齡增長，過氧化脂質在體內的含量逐漸增高。(可參見下表)

小鼠隨年齡增長，過氧化脂在體內含量的變化表：

年齡(月)	血液中過氧化脂質	微粒體中過氧化脂質	線粒體中過氧化脂質
1	4.65	0.34	0.22
3	5.02	0.82	0.15
6～7	6.82	1.50	0.29
12～13	12.61	2.94	0.36

可見，無論是人還是其他動物，過氧化脂質在體內的含量都隨著年齡的增長而增加。

過氧化脂質增加的後果是，使身體內各組織、器官、細胞的功能下降，例如，過氧化脂質在大腦中蓄積，引起智力及思維能力下降；在皮膚中蓄積產生老人斑；在性腺中蓄積引起性功能下降。等等這些後果，都可由老年人的各種生理機能的自然減退而得到證實。

以上就是關於衰老的過氧化脂質學說，另外還有些科學家認爲，衰老與內分泌功能的降低有關，也有人認爲衰老是由基因決定的。在各種有關衰老的學說中，以過氧化脂質學說最有說服力，目前在學術上佔據主導地位。

正因爲衰老與體內過氧化脂質的增多有關，而過氧化脂質又可以引起一系列現代文明病，因此，老年人除了具有各種衰老的症狀外，還容易罹患很多疾病，像高血壓、冠心病等。

◈研究表明，西洋參有顯著的抗衰老作用

①衰老雖不可避免，但西洋參可以延緩衰老的進程

如前所述，衰老在現階段仍是人類不可避免的自然規律之一，但如果人們一旦退休下來就已老得走不動路了，顯然也是不符合自然規律的，這種情況應稱之爲早衰。因此，如何盡量避免過早、過快的衰老，是現階段醫學界和中老年人需要認真對待的。

大量的研究資料與臨床實踐表明，如果在步入中年(一般以四十歲爲準)時開始，持續長期服用西洋參，不但會提高精力、體力，而且可以延緩衰老的到來。

按照中醫理論來說，中老年人的生理特點是氣陰虧虛、津液不足，而西洋參爲補氣、滋陰的良藥，所以，中老年人服用西洋參，十分符合中醫對中老年人生理特點的認識。事實上，自從西洋參成爲中藥以來的三百年間，西洋參就一直被廣泛地用於防衰、抗老、補虛，其療效在中國民間享有極高的聲譽。

現代醫學則利用各種檢測儀器，從服用西洋參後人體內部的各種變化，證明了西洋參確有抗衰老的作用，並揭示出其內在機理。

爲研究西洋參的抗衰老療效，從一九九二年三月至一九九二年七月，由上海醫科大學中西醫結合研究所、上海第二醫科大學附屬瑞金醫院、上海市第一人民醫院合作，對

一百零七例年齡在四十～八十歲之間（平均年齡爲六十點五四歲）的中老年人，進行西洋參抗衰老療效的研究。

他們把中老年人的常見衰老症狀歸納爲十種，分別是：精神疲憊、乏力、氣短、煩熱、頭暈、心悸、多夢、失眠、口乾咽燥、盜汗。對這十種症狀進行打分；四分爲非常嚴重；三分爲嚴重；二分爲有症狀但不嚴重；一分爲有時有症狀，有時沒有症狀；零分爲沒有症狀。

在做完以上準備工作後，讓受試者服用西洋參，每日服二次，每次服一點五克，分早晚兩次服用，連續服用八週。在服藥期間，一切飲食、生活習慣依舊，有其他疾病者仍維持原來的相應治療方法。結果如下表。

由以上結果可以發現，西洋參對衰老症狀的有效率爲百分之八十八點八，其中有顯著療效的爲50％，可見，西洋參抗衰老的作用是非常顯著的。

這一研究工作還意外地發現，西洋參對許多老年慢性疾病有

107例中老年人服用西洋參8週後的療效統計表：

研究機構	顯效	有效	無效	合計
中西醫結合研究所	17	19	4	40
上海瑞金醫院	22	6	2	30
上海市第一人民醫院	14	17	6	37
合計	53	42	12	107

很好的療效。原來，在這一百零七名中老年人中，有二十六例高血壓患者、二十四例甲亢患者及七例糖尿病人，這些患者在服用西洋參八週之後，不僅衰老症狀改善了，而且原先所患疾病都有顯著好轉。說明西洋參有治療高血壓、甲亢、糖尿病的作用。

總之，西洋參的抗衰老作用是十分明顯的，不僅大陸的衆多醫學機構證實了這一點，在美國及加拿大也有許多這方面的研究資料。限於篇幅，本書就不再一一例舉。

同時需要提醒的是，利用西洋參抗衰老，最好是在進入老年期之前，服用的效果最好，這一點正如中醫所說的「聖人不治已病治未病」，如果待到身體全面衰老之後才開始服用西洋參，療效難免會打折扣。

②西洋參抗衰老的機制十分複雜

從科學的角度而言，僅僅知道西洋參能夠抗衰老是不夠的，還應知道西洋參爲何能抗衰老，相信這個問題也是廣大讀者朋友希望了解的。

西洋參抗衰的內在機制目前尚未完全解開，以現有的研究水準看，主要與以下幾個因素有關。

(1)提高ＳＯＤ活性，清除過氧化脂質

由於過氧化脂質與衰老的關係密切，中老年人體內的過氧化脂質遠高於年輕人，因此，西洋參對中老年人體內過氧化脂質的清除作用，可能是西洋參抗衰老的最主要機制。

研究發現，西洋參並不是直接清除體內的過氧化脂質，而是通過增加體內SOD的數量和活性，來達到這個目標的。

SOD是超氧化物歧化酶的英文簡稱，SOD是人體內氧自由基的天然清除劑。大家業已知道，過氧化脂質之所以產生，乃是氧自由基與正常脂肪發生氧化反應的結果，氧自由基在人一出生之後，就會不斷地在人體內產生，而人類卻不會迅速由嬰兒變爲老人，就是由於體內有SOD的存在。在年輕人體內，SOD的活性和數量都比較高，因而，過氧化脂質一般都被SOD清除了，而中老年人的體內過氧化脂質蓄積的原因，就在於SOD的活性和數量都顯著下降。

由於西洋參可以增加SOD的數量和活性，因此，西洋參可以有效地清除體內過氧化脂質，進而產生防衰、抗衰的療效。

以上這個機理不僅僅是理論上的推測，實際情況也確實如此。前文談到的幾個醫療機構，在觀察西洋參對一百零七例中老年人抗衰老療效的同時，也檢測了這些中老年人在服用西洋參後，體內過氧化脂質和SOD數量的變化，結果表現，服用西洋參八週後，這些中老年人體內的SOD數量增加，而過氧化脂減少。讀者朋友可參見下表。

(2)調整中老年人的內分泌功能

西洋參對中老年人內分泌功能的調整作用，亦為西洋參抗衰老不可忽略的機制之一。

有關於衰老的機理，除前述之過氧化脂質導致衰老的學說外，中醫早在二千多年前，就已提出了有關人類何以會衰老的觀點，認為人的衰老與腎中精氣的虧虛有關。中醫學經典著作《黃帝內經》說：「女子七歲，腎氣盛，齒更以長，二七而天癸至，任脈通，太沖脈盛，月事以時下，故有子；三七，腎氣平均，故真牙生而長極，四七，筋骨堅，髮長極，身體壯盛；五七，陽明脈衰，面始焦，髮

西洋參對中老年人血液中SOD的影響(單位 mg/ml)

	中西醫結合研究所	瑞金醫院	第一人民醫院
治療前	203.4±31.9	396.4±54.0	112.2±7.3
治療後	253.6±45.3	757.3±71.6	139.1±9.7

西洋參對中老年人血液中過氧化脂質的影響(單位 nmol/ml)

	中西醫結合研究所	瑞金醫院	第一人民醫院
治療前	1.35±0.19	1.42±0.156	3.08±0.14
治療後	0.86±0.12	0.51±0.26	2.27±0.1

始墜；六七，三陽脈衰於上，面皆焦，髮始白；七七，任脈虛，太沖脈衰少，天癸竭，地道不通，故形壞而無子也。」

這段文字中的腎氣和天癸，也就是中醫通常所說的腎精，文中介紹了女子由七歲到四十九歲之間，腎中精氣有一個由生而長，由長而盛，由盛而衰的過程。所以，中醫認爲，人的衰老，實際上是因爲腎精的逐漸虧虛所致。

據大陸中西醫結合的研究成果，認爲腎精就相當於現代醫學所說的垂體—腎上腺皮質系統，這個系統可以分泌腎上腺皮質激素，當人體衰老時，這個系統的分泌功能較之於青年人有顯著下降，科學家們由此而提出了另一種衰老學說，即，垂體—腎上腺皮質系統功能的下降，乃是人類衰老的原因，由於這種觀點與中醫的觀點相一致，因此，大陸及日本的學者，贊同此種衰老學說的人非常多。

在此種衰老學說的基礎上，有人認爲西洋參之所以能抗衰老，是由於西洋參對垂體—腎上腺皮質系統的功能，有增强作用有關。例如，日本學者 Hiai 證明，西洋參對人及大鼠、小鼠的垂體—腎上腺皮質系統，有促進分泌的作用，大陸的學者也得出了同樣結論。

總之，西洋參之所以能防衰、抗衰，其機理十分複雜，以上只是介紹了兩種主要觀點，其實，有很多機制迄今仍未清楚。作爲希望利用西洋參來達到延緩衰老之目的的一般讀者，知道西洋參有顯著的抗衰老作用，並持續服用西洋參，基本上就可以了。

◆西洋參降血脂、降血糖的功效，使老年病被拒於門外

①高血脂、高血糖是衆多老年病的根源

如前所述，中老年人僅有長壽是不夠的，還應在此基礎上保持健康的身體。西洋參除可以延緩人的衰老外，對於各種中老年人易患的疾病，具有十分確卓的防治效果。

談到西洋參對中老年疾病的防治，不能不先介紹現已廣爲人知的高血脂、高血糖症，因爲這兩種病症，是衆多老年病的根源之所在。

高血脂，從字面上的意思可以看出，是指血液中的脂質過高，在嚴格的醫學意義上講，是指血液中低密度脂蛋白和游離膽固醇含量過高。

在人的血液中，含膽固醇，但膽固醇又有三種，分別爲低密度脂蛋白，游離膽固醇及高密度脂蛋白，前兩者是對人體有害的膽固醇，而後者則對人體的健康十分有益，是

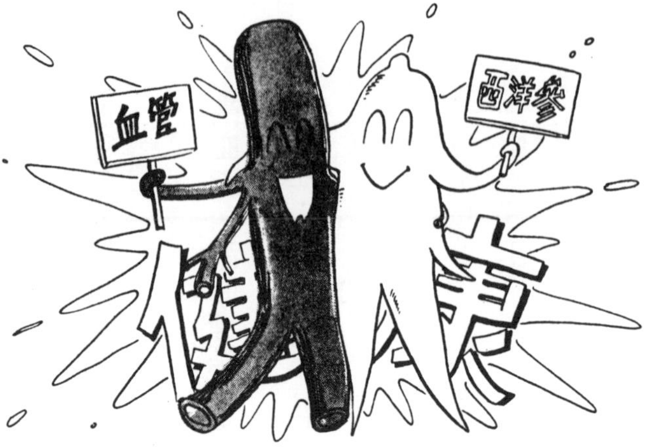

血管中的糖分、脂質過多，造成血管硬化，進而可引起一系列現代疾病。長期服用西洋參有清除血液不純物的作用，可以使血管軟化，從而避免了很多疾病的發生。

一種有益膽固醇。因此，我們平常所說的血脂過高的真正含義是指：血液中對人體有害的膽固醇過多，而對人體有益的膽固醇過少。

低密度脂蛋白和游離膽固醇過高，會造成十分廣泛的危害，它們隨著血液流動於全身各處，時間一長，便會在血管壁上沈著，導致血管變得狹窄，血管壁變得又脆又硬，這就是通常所說的血管硬化。血管硬化的危害主要是動脈硬化的危害，由於動脈中的血壓較高，當動脈硬化後，血壓如果高於正常水準時，就有引起動脈血管破裂的危險，這種情形一旦發生於大腦的血管中，就會引起中風。

動脈硬化的危害不僅限於中風，由於血管壁上沈著的不良膽固醇，隨時都有可能脫落，一旦脫落，就會形成血管堵塞。此種情形如發生於腦，會引起中風、猝死；發生於心臟，則會引起冠心病、心絞痛、心肌梗塞等危重症候。

高血糖的含義是指血液中糖份過多，這一點在前文介紹糖尿病時，讀者朋友業已了解。高血糖的危害較之於高血脂，有過之而無不及，如前述之高血壓、動脈硬化也都可由高血糖引起。此外，它還可引起腎功能損害，誘發感染等疾患。

總之，高血脂和高血糖的危害十分嚴重而廣泛，爲使廣大讀者朋友一目瞭然，現將高血脂、高血糖的危害，列爲如下示意圖：

其實，以下的示意圖尚未能完全概括高血脂和高血糖的危害，可見，其危害是何等的嚴重！

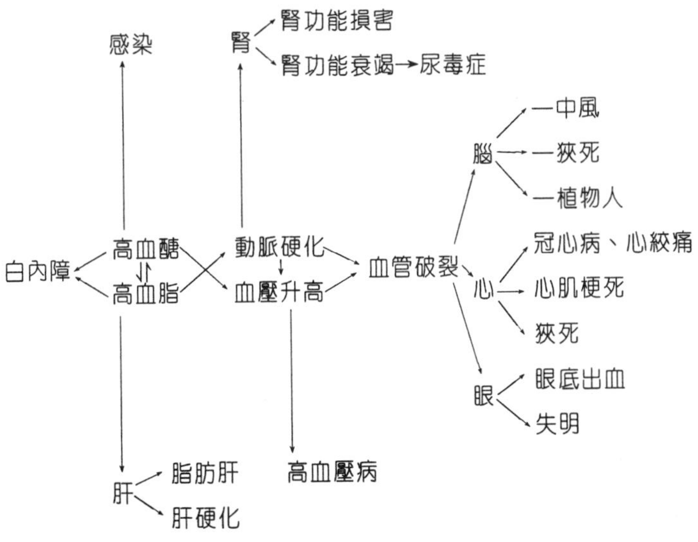

細心的讀者還可以發現，以上所說的各種疾病，都是現今中老年人易患的疾病，這是什麼緣故呢？

原來，高血脂和高血糖引起血管硬化的過程十分緩慢，一般需要十至幾十年的時間，因此，以中老年人患者最多見。正是由於這個緣故，有人說高血脂、高血糖是中老年疾病的根源，這種說法是十分確切的。

②研究表明西洋參具有降血脂、降血糖的功效

由於長期以來西洋參一直用於中老年人的保健養生，因此，國內外學者對西洋參調整血液中脂質的研究，非常之多。各種研究資料表明，西洋參調血脂的功效十分顯著。

例如，日本國的學者橫澤隆子，把從西洋參中提取出來的西洋參皂角苷 Rb_1、Rb_2、Rc、Rg_1 等，分別投予高血脂症大鼠，結果發現，西洋參皂角苷 Rb_2 可以使大鼠血液中的總膽固醇、游離膽固醇和低密度脂蛋白降低；在降低這些有害脂質的同時，還發現大鼠血液中的高密度脂蛋白含量明顯上升。

在此需要說明的是，高密度脂蛋白有對抗低密度脂度的作用，可以使血管軟化。因此，橫澤隆子的研究不僅揭示出西洋參有降低有害脂質的作用，而且證明了西洋參可防

止動脈硬化。尤爲可貴的是，橫澤隆子發現西洋參這些療效的機理在於西洋參皂角苷Rb_2。

大陸學者高南南，用西洋參配合蜂膠以餵養高脂血症小鼠，每天餵二次，共餵十天，結果發現，不論餵藥劑量大小，均能明顯降低血液中總膽固醇含量，爲驗證西洋參單獨使用時是否有同樣效果，他們又給高血脂症小鼠灌服西洋參總皂角苷，共二十一天，發現西洋參總皂角苷亦有明顯的降脂作用。

總之，國內外類似研究極多，但有一點是肯定的，各個研究都揭示出西洋參降血脂的有效成分是西洋參皂角苷。

西洋參對動物的高脂血症有效，對人體是不是具有同樣的效果呢？事實上，以上所有的動物實驗，都是在先觀察到西洋參對人的高脂血症有效後，爲研究其機制，才在動物身上所做的進一步驗證。

日本學者的研究還發現，用西洋參治療高脂血症，在服用一次之後，即可看到明顯效果，而多次、長期服用，效果更好。這一結論是符合高脂血症的病理特點的，因爲高脂血症的發病過程較爲緩慢，要想完全根除，決非一日之功，所以要長期服用。

至於西洋參降血糖的功效，本書在前文介紹西洋參治療糖尿病時，已多有闡述，讀者朋友可參閱第三章第五節的內容。

由於高脂血症、高血糖是衆多老年疾病的根源，因此，西洋參降血脂、降血糖的意義是非常重大的，藉此可以使老年人常見的如動脈硬化、糖尿病、血栓、中風等重大疾患，被拒於門外，使中老年人的健康得到保證。

◆西洋參可顯著改善老年人的生活品質

①老年人的生活品質比長壽更重要

生活品質（ＱＯＬ）是近年來提出的一個新概念，醫學界長期以來，一直致力於研究消除重大惡疾以及盡量延長人的壽命，但卻忽略了現在看來非常重要的生活品質問題。以老年人爲例，以前人們一般都認爲，老年人越長壽越好，這無疑是正確的理念，但現在看來，有必要對這一理念進行必要的補充。首先，應在長壽的基礎上保證沒有重大惡疾，其次，更要在長壽、無重大惡疾的基礎上，享受到老年人應該享受到的一切，惟其如此，才能談得上老年人的理想生活。

老年人除了長壽、無病無痛之外，還應享受到什麼呢？可以歸納爲下幾個方面：

⑴要有較為旺盛的精力。如果僅僅没有重大惡疾，但體質卻全面下降，幹什麼事情都無精打采，那也就談不上生活品質。由於老年人都已從工作崗位上退休下來，每天的生活相對而言比較單調，由此容易造成老年人的孤獨感。所以，老年人要盡量多一點愛好，像下圍棋、下象棋，養養花鳥蟲魚之類的，可以調劑老年人的精神生活，減少心理疾病發生的可能。但如果精力不濟的話，這些興趣愛好也就無從談起。

當然，精力衰退是老年人的自然生理特點，但如果衰退得過於迅速或過於嚴重，以致於超過了應該衰退的程度，無疑是不正常的。像有些老年人，雖然才六十多一點，就連步子都邁不動了，這在某種程度上也應稱之爲早衰。

⑵應享有必要的性生活。老年人性生活問題一直是國人思想觀念中的一個禁區。很多人認爲，老年人是不應該擁有性生活的，否則便是有傷風化；還有些人，包括老年人自己，認爲老年人過性生活會影響健康，乃至於降低壽命。

其實，以上兩種觀念是十分錯誤的。老年人過性生活有傷風化之說，乃是受中國封建禮教遺毒的影響，顯然是錯誤的，在此不必多說什麼。而性生活傷身乃至影響壽命的說法，也是站不住腳的觀點。現代研究證明，老年人適當地過性生活，不僅不會危害身體，反而有益於心身的健康，可以使老年人心情變得開朗，提高他們生活的信心，同時，也可刺激老年人的內部臟器和血液循環系統，使之保持活力。所以說，無論從心理上看，還是從身體上看，性生活之於老年人都是必要的，凡是仍然具有性功能的老年人，都應享有必要的性生活，否則，就談不上良好的生活品質。當然，由於老年人身體各項機能都有下降，過性生活切不可過度，否則會對身體造成傷害。

(3)盡可能的無病無痛。任何人生活在這個世界上，都會產生這樣那樣的健康問題，一生都沒有病痛的人是不存在的，老年人當然也不例外。老年人除了前面所說的易患重大惡疾之外，一般說來，也容易患上一些其他疾病，這與老年人身體的抵抗力，免疫力下降有關。

如果一個老年人，雖沒有重大惡疾的發生，但卻小病不斷，同樣是十分令人苦惱的，這也是影響老年人生活品質的一個重要因素。因此，從維護老年人生活品質的角度來說，應提高老年人的免疫力和抵抗力，盡可能地少生病。

從以上內容的介紹可知，在醫學科學非常進步的現代社會，使老年人延長壽命，並不十分困難，因爲即使在瀕臨死亡的緊要關頭，醫學科學也有可能將人救活。然而，要想保證較好的生活品質，都不是一件容易的事，這是由於老年人本身的生理特點所決定的。因此，從某種意義上說，維持較高的生活品質比長壽更加重要，試想，有誰願意在長期病痛不斷、享受不到生活樂趣的情況下活到九十歲呢？

②西洋參是老年人生活品質的保證

雖然現代醫學界已認識到了生活品質的重要性，但實在地講，現代醫學對此是無能爲力的。原因在於，迄今爲止，現代醫學基本上是以治療疾病爲主要目標的醫學體系。對於預防疾病是相對忽視的，而生活品質的獲得，主要在於防止疾病發生。另外一點，現代醫學也沒有辦法阻止人體器官的自然老化過程，因而也就難以保證老年人享受到應該得到的人生樂趣。

由於西洋參歷來就是中醫的補益藥，且更多用於中老年人的養生保健，醫學家們通過觀察發現，長期服用西洋參的老年人，不僅衰老減緩了速度，而且使服用者的生活品質得到了提高，由此而展開了對西洋參提高老年人生活品質的研究，結果證實，西洋參對於提高老年人的生活品質，有顯著效果。其機理在於以下幾方面：

⑴改善中老年人睡眠狀況

在進入中年以後，人的睡眠時間一般有所減少，此屬自然生理現象，不足爲怪。但有許多中老年人，每天的睡眠時間極短，甚至低於每天四小時，這就屬於病態了。

由於睡眠狀況不好，很多中老年人在白天有精力不濟的表現，有人甚至因此而誘發交通事故。更爲嚴重的是，中老年人睡眠不足會給機體帶來多方面的影響，如體質下降、免疫力降低、衰老進程加快等，由此而進一步導致各種老年性疾病和癌腫的發生。因此，對於中老年人來說，千萬不能忽視睡眠問題，有些人誤以爲中老年人睡眠時間過少是正常現象，長期不加以治療，結果導致嚴重疾病的產生，甚至過早死亡，非常令人嘆息。現今所用的安眠藥，大多都有較爲嚴重的副作用，如導致中老年人反應能力降低、影響中老年人心臟、呼吸中樞的功能等，這些副作用對於原本就有各項功能衰退的中老年人來說，無疑於雪上加霜。但現在這個問題都可由西洋參而獲得解決，現代藥理學實驗發現，西洋參對中樞神經系統有鎮靜作用，同時對於生命中樞卻有興奮作用。這個研究結果有什麼意義呢?在此有必要對中樞神經系統和生命中樞做一些解釋。

中樞神經系統主要是指大腦皮層，人之所以產生睡眠障礙，是由於大腦皮層過度興奮所致，西洋參由於可以抑制大腦皮層的過度興奮，因而可以解決中老年人的睡眠障礙。

生命中樞一般是指掌管人的呼吸、血壓的中樞，西洋參在抑制大腦皮層過度興奮的同時，卻反而興奮呼吸、血壓等生命中樞，因而既解決了中老年人睡眠不足的問題，又促進了中老年人的呼吸、血壓中樞的功能。這是西洋參治療中老年人睡眠障礙的神妙之處，其內在機制是緣於西洋參中的微量元素和西洋參皂角苷，前者可抑制大腦皮層的過度興奮，後者有營養生命中樞的作用。這一研究結果是由大陸學者李向高教授和日本學者 Shibatas 首先報導的。

由於西洋參解決了中老年人在睡眠問題上的困擾，因而使中老年人的生活品質大爲提高。

⑵延緩性腺衰老，使老年人也可享有性生活

性功能衰退是人類衰老的重要標誌，有些學者由此而認爲性腺老化是人類衰老的原因。鑑於適宜的性生活對於老年人的健康，有重要的促進作用，所以，能否享有必要的性生活應視爲老年人生活品質的重要標誌。

對於尚有性功能的老年人，應鼓勵他們破除性生活有傷風化、有傷身體的誤解，並盡量延緩他們性腺的衰退；對於已喪失性功能而又年歲並不算太大的中老年人，則應通過治療使其性功能得到恢復。

西洋參對於老年人性功能衰退，有預防和治療的雙重作用。

西洋參延緩老年人性功能衰退，是通過對性腺的調節而實現的。前文在介紹西洋參抗衰老療效時，曾經談到過西洋參有促進垂體——腎上腺皮質系統的作用，而性腺則是由垂體控制的。研究表明，西洋參有促進垂體調節性腺的功能，也就是醫學上所講的垂體——性腺系統。

西洋參一方面通過促進垂體——性腺系統，使老年人性功能衰退得到治療，另一方面，還可以延緩性腺的老化，因而可以延緩性功能的過早衰退。西洋參何以能防止性腺的老化呢？原因在於它對人體過氧化脂質的清除。

性腺之所以發生老化，也是由於體內過氧化脂質在性腺上沈積所致，由於西洋參提高了體內SOD的含量和活性，使得性腺不會過早地被氧自由基所氧化，避免了過氧化脂質過早地在性腺上沈積，使性腺保持活力和正常功能。

也許人有會擔心，西洋參促進了性功能，是不是會使老年人性功能太過而導致身體的傷害呢？這種擔心是不必要的，原因在於，西洋參的藥性平和，並不單一作用於性腺。說到底，西洋參對老年人性功能的保護，是由於西洋參對身體各個部分綜合作用的結果，這一點與一般的壯陽藥有顯著不同。一般的壯陽藥的藥性爲溫熱性質，力量比較峻猛，療效迅速而强勁，但有耗傷人體陰精的弊病；而西洋參是涼性藥，嚴格地按照中醫理論來講，西洋參算不上是壯陽藥，儘管它有促進性功能的作用。從某種意義上理解，可以把西洋參促進性腺功能的作用，理解爲西洋參抗衰老的機制之一。

(3)全面提高老年人抗病能力

大家都知道，老年人一般來說比較容易患病，小至感冒大至癌症，老年人的發病率要比年輕人高出許多，其中的道理也是顯而易見的，因爲老年人身體各項功能都有下降，尤其是免疫功能的下降，使得老人的抗抵力減弱，容易遭受到各種病因的侵襲，各種疾病的發病率自然會比年輕人高。

大陸醫學界和民間，長期將西洋參用作中老年人的保健品，很多學者發現，長期持續服食西洋參的中老年人，不僅衰老症狀得以延緩發生，而且，服用者患病的機會，要比不服用西洋參者低得多，這個現象提示了西洋參具有提高老年人免疫力，增强其抗病能力的作用。

在以上實際觀察的基礎上，醫學工作者對西洋參這一作用進行了較爲深入的研究，揭示出西洋參中所含有的西洋參皂角苷，能夠促進機體免疫系統產生免疫細胞和免疫因子，使得人體抵抗疾病的能力增强。

此外，西洋參中所含有的豐富氨基酸，對免疫功能也有一定的促進作用，以直接殺

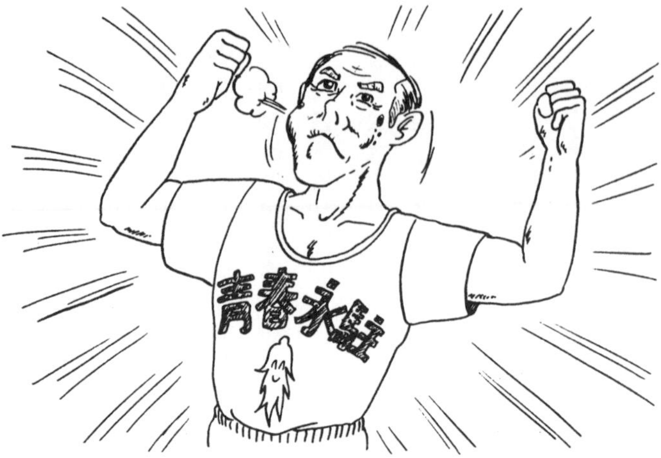

西洋參顯著的防衰、抗老作用，使得服用者精力提高，生活品質全面改善。

滅病菌和腫瘤細胞的抗體而言，就是由氨基酸所構成的，因此，長期堅持服用西洋參的中老年人，其免疫系統產生抗體的原材料——人體必需氨基酸，是不可能發生不足現象的，這也是西洋參提高機體免疫力的一個重要原因。

綜上所述，西洋參通過改善老年人睡眠狀況，延緩性腺衰老和提高老年人的抗病能力，使得老年人的生活品質得以保證。加上前文中介紹的西洋參抗衰老、防治老年性疾病的療效，西洋參作爲中老年人的理想保健中藥，確實名不虛傳。

需要指出的是，西洋參針對老年問題的種種療效，有許多方面是交叉在一起的，例如，提高免疫力本身就有抗衰老的作用；改善老人的睡眠狀況，原本就可提高老年人的免疫功能。等等諸如此類的療效，實際上正反映出西洋參療效的特點，即：對全身各臟器、組織、細胞等，起綜合性的協調作用，這一點與一般西醫所說的補藥，有顯著的不同。西醫的補藥一般是指單一的營養素，如單一的維他命或單一的氨基酸等，而西洋參中卻囊括了多種人體必需氨基酸和必需微量元素，兼以具有卓越療效的西洋參皂角苷和多醣成分，所以，西洋參療效產生的機制十分複雜，大多數療效是其中所含各種有效成分綜合作用的結果，這些內容至今仍是國內外醫學界研究的重點課題。

第五章

西洋參是心腦血管疾病的剋星

不論從哪一方面來講，心腦血管疾病都是現代人所面臨的嚴峻挑戰。在歐美等西方國家中，心腦血管病的死亡率早已名列榜首，超過了有死亡疾患之稱的腫瘤；在華人世界中，心腦血管病的死亡率也大有超越腫瘤之勢。更爲嚴重的是，心腦血管病的發病率要遠遠高於腫瘤，因此，有些學者推測，在今後的幾年時間中，因爲心腦血管病而死亡，肯定會成爲華人死因的第一位。

爲何心腦血管病的現狀如此嚴重呢?原因有三：首先是現代社會的架構，導致心腦血管病的發生率顯著上升；其次，是因爲心腦血管病對身體的損害特別嚴重，很多損害是致命的；最後一個原因在於，迄今爲止現代醫學尚未發現特別有效的方法，來扼制心腦血管疾病的發生和危害。

由於這三點原因，致使心腦血管疾病肆虐於現代社會，其致死率及致殘率均列於各類疾病之前茅。

現代醫學對心腦血管病沒有好的防治措施，因而各國學者均將目光投向了具有悠久歷史的中藥，希望能從中藥中篩選出幾種對心腦血管病有效的品種，以對付日益猖獗的心腦血管病。結果發現，中藥中的人參、刺五加、黃芪、三七及西洋參等，均具有良好的防治心腦血管病的作用，而其中又以西洋參的療效最好，被醫界喻爲心腦血管病的剋星。

◆現代社會的架構，導致心腦血管病的泛濫

①社會進步帶給人們的，並非都是好事

沒有人會否認社會進步給人類帶來的好處，以發展最爲迅速的經濟技術來說，給人類生活所帶來的便利與享受，是往昔的人們難以想像的。如今的人們，大多過著較爲富足的生活，溫飽問題早已獲得解決。工作強度也比以前大爲降低，人們不需勞動筋骨就可以將上千噸重的東西，運至千里之外，體力勞動基本上被自動化的機器所代替。現代人連絡起來非常方便，傳真、電話及電腦網絡，已將全世界緊緊地連繫在一起。諸如此類的好處，是不勝枚舉的。

然而，另一方面，人們也發現，社會進步帶給人類的，並不全部都是好事，有很多以前非常少見的疾病，作爲社會進步的副產品，在現代社會大行其道，最明顯的例證是腫瘤與心腦血管病。

這兩類疾病在本世紀五十年代之前，發生率都相當之低，不超過百分之零點五，而現在卻都成爲各國人群的重要死亡原因。心腦血管病的發病率，已高至百分之十以上。由於心腦血管病的治療困難，致死、致殘率很高，給患者帶來的痛苦是非常嚴重的，由此也令人不能不思考這樣一個問題：社會進步帶給人類的害處，是否可以避免呢？

目前看來，總體上，是不可避免的，在今後相當長的一段時期內，腫瘤和心腦血管病，仍將是人類病死的主要原因。這是由於現代社會的大環境所造成，也即我們通常所說的社會架構，在今後若干年內，不會有大的改變。

②現代社會的架構，導致心腦血管病越來越多

與過去較爲艱苦的生活相比，現代社會的變遷是巨大的。筆者曾將現代社會的特點歸納爲十個方面：

(a)社會生活節奏加快，人們的精神壓力增大，人際關係複雜；
(b)飲食結構西方化、過多進食高熱量、高膽固醇飲食；
(c)體力勞動強度減小，腦力勞動增強；

(d)各種營養物質不夠均衡，食肉多而食蔬菜少；

(e)煙、酒、咖啡成爲人們生活中較多的消費品；有些人甚至陷入吸毒的泥沼而不能自拔；

(f)物慾强烈，爲保持和提高原有的生活條件，不得不讓人絞盡腦汁，勾心鬥角；

(g)工業廢氣、廢水污染嚴重，現代人難以呼吸到新鮮的空氣、飲用清潔的水；

(h)過多地服用化學藥品，甚至產生依賴性；

(i)不安全感增加，對別人缺乏信任，真正的友情已難以尋覓，很多關係是依存於金錢之上；

(j)電視成爲比重最大的娛樂方式。

以上十個方面，形成了現代人的基本生活架構，正是這個架構，導致了現在心腦血管疾病的泛濫，可以毫不誇張地說，以上十個方面的任何一個，都與心腦血管病的發生有關。

例如，物慾的驅使，使獲得較好的工作機會如同生存競爭般的殘酷，而爲了保存一個職位，在小心謹慎之餘還得忍受老闆的吹毛求疵、同事間的勾心鬥角和旁觀者的冷嘲熱諷；親友和家人的殷切希望也構成了不小的壓力。所有這一切，往往造成人們的精神

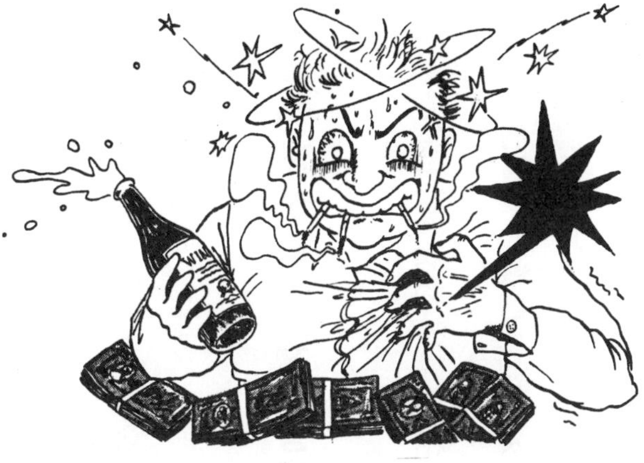

現代人的緊張生活、對金錢名利的追逐，及借助於煙酒以消除心理壓力的不良嗜好等，是心腦血管病發生的重要原因。

緊張、不安、失眠，進而可導致高血壓、心臟病。如果在精神緊張、壓力過重時，用抽煙、飲酒的方式來解除煩惱，則又會引起動脈硬化、冠心病。

此外如環境的污染、化學藥品的藥害等，都會造成血液中不純物質的增多，誘發動脈硬化的形成。

由於這種社會大環境的存在，要想生存在其中而又免於心腦血管病的侵襲，只能冀希望於自已潔身自好，不要沾染上不良嗜好，並盡可能地開闊心胸氣度，自我放鬆並加強運動鍛鍊。

很多人即使像這樣做了，有時也不免發生這樣那樣的心腦血管病，這時只能依靠藥物來進行防治。這種藥物當然不會是化學藥物，而應是沒有毒副作用的天然藥。

臨床及實驗研究表明，西洋參對各種心腦血管病，均有良好的防治效果。本書在介紹西洋參的藥理作用時，曾談到西洋參對心律失常的療效，事實上，西洋參對心腦血管病的療效是十分廣泛的，在本章以下介紹西洋參對具體心腦血管病的治療時，讀者朋友可以清楚地看到這一點。

◆西洋參對心腦血管病有預防作用

①心腦血管病的特點與結局

現代的醫學知識已比較普及，加上心腦血管病又是目前的重點防治對象，因而人們對此類疾病是較爲熟悉的，而患有這類疾病的人，對心腦血管病的一些常識更加了解。

概括而言，心腦血管病的特點有五：

(a)精神壓力持久得不到消除，是其誘因；

(b)西方化飲食，過多攝入高熱量、高膽固醇食物，是其主要根源；

(c)缺乏運動鍛鍊，是發生心腦血管病的必要條件；

(d)大部分沒有終結性療法。以最常見的高血壓爲例，西藥雖可使血壓迅速下降，但必須終生服藥，一旦停服，血壓就會回升，並更加難治；

(e)其形成過程較爲漫長，一般是在中年、壯年時發病，換言之，心腦血管病往往是在人的事業處於鼎盛時期時，最可能發生。

不論是何種心腦血管病疾病，如防治不當，其最終結局一般會有兩種；一爲發生腦出血、腦梗塞而中風，導致偏癱或死亡，有些人會成爲植物人，另一種是發生心肌梗塞，導致死亡。

由此可見心腦血管病的危害是多麼嚴重。值得患者慶幸的是，目前現代醫學雖沒有針對心腦血管病的終結性療法，但由於發現了西洋參對這類疾病的優秀防治效果，使心腦血管病患者看到了希望的曙光。

②長期持續服用西洋參者，沒有心腦血管病之憂

心腦血管疾病的形成過程十分漫長，一旦發生則危害嚴重，因此，最好的辦法是防止其發生。非常令人痛惜的是，現代人絕大多數都未對此予以足夠的重視。

以防止心腦血管病的最佳年齡來説，至多在三十歲時就要開始，但人們迫於工作的壓力，和緊張的生活節奏，很難有時間想到防止心腦血管病的發生。況且人在年輕力壯的時候，一般是想不到防病養生的。再加上心腦血管病的發生十分隱秘，在不知不覺之間，業已患上了這種疾病者，佔所有患者中的絕大部分。有很多患者曾向筆者提出這樣的問題：「爲什麼我一點都沒有感到患病的徵兆呢？」

所以，筆者在此提醒各位讀者注意，在進入中年時期開始，無論如何也要花一點精力，來防止心腦血管病的發生。

對於工作繁忙的青、中年人來説，持續每天服用少量西洋參，花費不多卻可以起到防止心腦血管病發生的作用，而且還可以補充體力，增加工作效率，不失爲一種很好的方法。

研究發現，西洋參防止防心腦血病的主要機理在於，其中所含的有效成分可以促進體内SOD的活性與數量。由於SOD能夠清除氧自由基，從而使體内，尤其是血管中的過氧化脂質減少。讀者朋友通過本書前文的閱讀業已了解到，血液中的過氧化脂質非常有害，屬血液中的不純物質之一，它沈積於血管壁上時，會導致動脈硬化，並可引起各種心腦血管病的産生。據現代醫學的研究結果，幾乎每一種心腦血管病，都與血液中過氧化脂質的增多有關。

在實際生活中看，如果是爲了預防心腦血管病的發生，每天只要服用中、小劑量的西洋參就可以了。每天的服用劑量大致爲三～六克。但必須長期堅持，如果三天打漁兩天曬網地服食西洋參，其療效是難以保證的。

當然，僅僅靠服食西洋參來防止心腦血管病的發生，尚有不足之處，因爲心腦血管病與整個現代社會的架構有密切關係，所以，作爲生活於現代社會中的個人，在持續服用西洋參的同時，也應當注意運動鍛鍊，減少或戒除不良生活嗜好。若能如此，則一定不會有心腦血病的煩惱。

◈西洋參既可治療高血壓，又可治療低血壓

①治療高血壓是防止心腦血管病惡化的關鍵

心腦血管病患者不停止發展，其結局非常可怕，或是發生中風，或是發生心肌梗塞，這兩個結局最終均可引起患者死亡或殘廢。在絕大部分人的心目中，對中風的恐懼

尤甚於癌症，因爲患上癌症後，治不好只是死，而中風除有較高的致死率外，還可致人殘廢，導致偏癱的發生，失去生活自理能力。

大體而言，心腦血管病之所以發生惡化，其直接原因主要是因爲血壓持續升高而得不到控制，當血壓升高到一定限度時，會引起血管的破裂。

這種情形若發生於腦組織中，即爲大家平常所熟知的中風，若發生於眼底，則會引起失明。總之，無論發生於身體的什麼部位，其後果都是十分嚴重的。

另一方面，高血壓患者大部分伴有動脈硬化的情況，動脈硬化的原因在本書前文中已多次提及，乃是過氧化脂質堆積於血管壁，引起血管壁增厚、變硬所致。血管壁上堆積的過氧化脂質，在血壓過高的情況下，隨時有被血流沖掉的危險，一旦被沖掉，進入血液中後，會隨著血液循環而到達身體各部分。

從血管壁上脱落下來的斑塊，如果僅僅循行於體內較爲粗大的血管，其危害尚不甚嚴重，但實際情況是，它也會循行於小血管中，而一旦它隨著血流到達小血管，即會引起血管的堵塞。此種情形一旦發生於腦，就會引起腦組織供血不足，造成缺血性腦中風或猝死；如發生於心臟，則會引起心臟缺血而產生心絞痛、心肌梗塞，進而因爲心肌梗塞而發生猝死。

這一過程通過筆者的描述，似乎顯得比較漫長，實際上，整個過程的發生只需要幾秒鐘，這就是爲什麼用了「猝死」這個詞彙的緣故。

所以，治療高血壓，防止其失控，是防止心腦血管疾病邁向可怕結局的關鍵，也正因如此，任何醫生對於患者高血壓的控制，都十分重視。

②西洋參治療高血壓的效果顯著，都沒有西藥降壓藥的副作用

目前用以控制血壓的西藥有許多種，如β—受體阻滯劑、鈣拮抗劑、利尿降壓劑等，降壓藥的種類之多，甚至到了令醫生都分不清的程度，之所以產生這種情況，並不是偶然的。

西藥降血壓的特點是，療效的獲得非常迅捷，很快就可以使血壓降下來。但西藥也有其不可避免的缺陷，主要包括：

(a)必須終生服藥，一旦停藥即會引起血壓反跳，甚至更加嚴重；

(b)長期用後會產生耐受現象，如想繼續保持療效就必須加大劑量或改用其他降壓藥；

(c)毒副作用不可避，有些副作用在短期內難以發現；

(d)作用單一，只針對高血壓的症狀產生療效，對高血壓的病因卻無能爲力，即通常所說的治標不治本。

對於西藥降壓藥的以上缺陷，醫學界並非熟視無睹，但一直苦於沒有解決的辦法，只有希冀於不斷開發出的新的降壓藥，但新的降壓西藥也不免陷於以上缺陷之中，這就是現今西藥降壓藥越來越多的緣故。

現在由於發現了西洋參的血壓調節作用，使得控制血壓的難題，有望獲得最終的解決。

實際上，現代醫學發現西洋參有治療高血壓的作用，是由中醫使用西洋參的經驗，而得到啓發的。

中醫理論中，高血壓屬於本虛標實之症，主要表現爲陽氣亢進，但整個身體的狀況都是低下的，因而，中醫在治療高血壓時，常用西洋參來補益患者的「本虛」。進而發現，西洋參不僅可治療高血壓患者的本虛，而且由於西洋參屬於涼性藥，還可治療高血壓的陽亢之標。將這一發現驗證於臨床，發現單用西洋參即可產生降低血壓的療效。

中醫的理論畢竟年代久遠，現代人難以理解。但正是由於中醫的啓發，才促使現代醫學對西洋參降血壓的療效進行深入探討。現代醫學對西洋參降低血壓的療效進行研究後，揭示出其降壓的機制有三：

⑴解除了大腦皮層的過度緊張

具有一些醫學常識的讀者會知道，高血壓的發生與大腦皮層的長期過度緊張，有很大關係，現代社會高血壓的高發病率也與此有關。

由於西洋參對大腦皮層中樞神經有鎮靜作用，使高血壓發生的主要誘因得以解除，所以，西洋參可以從根本上產生降壓的效果。

⑵清除血管中不純物質，使血流暢通無阻

中國古代有一個大禹治水的傳說：大禹爲了解決洪水泛濫的問題，開始用的方法是堵住河流的源頭，結果發現堵水只能治標，不能治本，洪水問題依然不能解決。後來，大禹通過疏通河流，使水流暢通無阻，最終使洪水泛濫的問題得到解決。

如果把高血壓比喻成洪水的泛濫，那麼，西洋參對大腦皮層的鎮靜作用，可以被喻爲堵住了洪水的源頭；而西洋參清除血液中的不純物質，使血流暢通無暢，則可以視爲疏通河道的舉措。

事實正是如此，醫學研究發現，高血壓患者的血液循環非常瘀滯，血壓越高的病人，血流越是阻滯。由於西洋參可以清除血流中的過氧化脂質，使血流的黏性降低，因

而，使患者的血流暢通，產生治療高血壓病的療效。

(3)軟化血管，使患者擺脫中風的危險

對西洋參藥理作用的研究發現，西洋參可以使動脈硬化患者的血管軟化。

這一研究結果，對於心腦血管病患者是一個福音。原因在於，心腦血管病最可怕的結局——中風，可由西洋參的這一作用而獲得防治，中風之所以發生，一方面是由於血壓過高，另一方面是由於血管硬化。如果一個人的血壓雖然高於正常，但血管的彈性大而柔軟，那麼，就可以使血壓得到緩衝，也就不至於發生血管破裂。

現在，由於西洋參既使血壓降低，又可軟化血管，無疑會使心腦血管病患者發生中風的危險降低。

通過以上三種作用，西洋參不僅能夠治療高血壓，而且能夠防止中風的發生，這是現今所使用的西藥難以企及的。

必須注意的是，西洋參的降壓效果，基本上不直接針對於高血壓本身，而且是切斷了高血壓的各個發病原因，因而，西洋參治療高血壓是治本，進而通過治本而達到治標的目的。另外，西洋參屬於天然植物藥，對人的身體不會產生毒副作用，這也是西洋參降血壓的重要特點。

然而，也正是由於西洋參降壓的以上特點，使得西洋參降壓的效果較緩，不如西藥迅速。因此，筆者在此需要告誡廣大讀者朋友，希望通過西洋參降低血壓，必須注意正確的方法與步驟。

首先，在血壓剛剛升高時，即應服用西洋參，服用的劑量不需太大，每天三～五克即可。

其次，如果血壓過高，已到了可能發生中風的程度，就必須先用西藥降壓，因其見效迅速的緣故。在血壓下降之後，再服用西洋參。同時，仍要服用西藥降壓藥。隨著症狀的減輕，而逐漸減少西藥的劑量，直至停用西藥。在此期間一直要持續服用西洋參。

最後，大家需要明瞭的一個問題是，高血壓的形成過程緩慢，要想從根本上解除高血壓，斷非一日之功，因此，在持續服用西洋參的同時，還需要注意飲食、運動、開闊心胸等問題。

③不被現代人重視的低血壓，也可由西洋參而得到治療

在高血壓十分泛濫的現代社會，低血壓並未受到足夠的重視，其實，低血壓的危害一點也不容忽視，否則，當其造成危害時就已悔之晚矣。

低血壓與高血壓是恰恰相反的一種疾病，其發生原因一般是由於身體虧虛、心臟搏動功能減弱所致。

生命的正常進行，需要由心臟推動血液，使血液在身體內周流循環，並將氧氣和營養物質輸送全身的各個部分。這一過程必須要由血壓才能完成，在一般情況下，血壓有一個正常的數值。過高過低均爲病態，高血壓的危害前文已多有介紹，那麼，血壓低於正常又有什麼害處呢？

事實上，低血壓的危害一點也不亞於高血壓，嚴重者也可引起患者的死亡。低血壓的常見症狀是，頭暈乏力，面色蒼白，全身狀況低下，稍微活動就氣喘噓噓，甚至發生暈厥。

由於患者血壓過低，不能將營養物質和氧氣很好地輸送到各個組織器官，造成身體的營養不良；加上血液循行的力量不夠，導致全身各部分都有缺血的症象。由此而造成的危害是，患者的工作能力減退，甚至完全喪失工作能力，嚴重者會因極度虛弱而死亡。還有些患者因爲血壓過低而時常暈倒，容易發生交通事故或其他意外傷害。可見，低血壓的危害是不能忽視的。

在往昔生活條件低下時，低血壓患者比較多見，後來隨著經濟條件的好轉，國人患有此病者已不是很多。然而，令醫學界困惑的是，時間進入現代社會以來，發生低血壓的人數，卻有逐年增多的趨勢，而且以年輕女性患者爲多。

通過對現代女性的生活規律進行研究，結果發現，現代的年輕女性患低血壓增多的現象，是由於她們爲保持苗條的身材，採取了不正確的瘦身方法所致。

現在的年輕女性爲保持或獲得苗條的身材，主要是採用節食的方法，這種方法有很大的片面性，它帶給青年女性的後果之一，便是現在所要介紹的低血壓。事實上，瘦身問題是一個十分複雜的課題，本書將在第八章中詳細討論，有興趣的讀者可參閱第八章的內容。

西洋參從成爲中藥以來，一直被用作補虛之品，按照中醫理論講，低血壓屬於「形不足」的虛證。「形不足」用現代語言來說，即爲一些全身乏力、易疲勞、動不動就氣喘噓噓的病症。在治療上，中醫又說：「形不足者，補之以氣」，也就是說，對於形體不足之類的病症，要用補氣藥來治療。

中醫補氣的藥物有很多，如大家熟知的人參、西洋參、太子參、黃芪等，皆爲補氣的中藥，但要論何者補氣的效果最好，則非人參、西洋參莫屬。所以，人參、西洋參是中醫治療低血壓最常用的藥物，兩者皆有補氣的功效。

現代研究進一步揭示出，人參、西洋參治療低血壓的機制，在於其中所含有的皂角苷類有效成分及多種氨基酸，由於人參的性質偏於溫熱，長期或過多服用後，會產生面部痤瘡，因此，年輕女性患有的低血壓，最好以西洋參來治療。

西洋參不僅有治療低血壓的療效，而且還能促進骨髓造血系統，增加機體造血機能，治療貧血。

大陸霍玉書教授，以從西洋參中提取的單體皂角苷 Rb_1、Rb_2 及 Rg_1，分別用不同的劑量投予大鼠，觀察其對大鼠骨髓ＤＮＡ合成的影響，結果表明，在一定條件下 Rb_1、Rb_2 和 Rg_1，均可促進骨髓細胞的ＤＮＡ合成，說明單體西洋參皂角苷可以促進造血功能。

總之，西洋參對人體血壓的調節，是由服用者身體原先的狀態而定的，血壓高者，服後可降低；血壓低者，服後可升高。在醫學上，把西洋參的這種調節作用稱爲雙向調節作用，是西洋參明顯不同於西藥的地方。西洋參之所以會產生這種奇妙的效應，醫學至今尚未完全闡述清楚，可能是與其中所含的複雜成分以及服用者的身體狀況，相互協調的結果。

◆清除過氧化脂質，防治動脈硬化、冠心病

①動脈硬化，不再僅屬於老年人

在介紹西洋參對中老年人的保健時，曾介紹過西洋參有降血脂以防止動脈硬化的作用。事實上，人體隨著年齡的自然增長，體內的過氧化脂質會自然增多，由此可知，人們隨著年齡的增長，其動脈也會自然變硬一些。然而，近年來臨床醫生吃驚地發現，動脈硬化已不再專屬於中老年人，在年輕人當中，患有動脈硬化者，已不再罕見。

從某種意義上說，動脈硬化是一切心腦血管病的基礎，如前所述之中風、高血壓，以及本節所要介紹的冠心病，都是基於動脈硬化的基礎上而發生的。現在由於發現年輕人也會患有動脈硬化，這就更加提示人們，應盡早糾正不良的生活習慣，不要因爲年輕而漫不在乎。

何爲不良生活習慣?從預防動脈硬化的角度而言，應包括以下五個方面。

(a)食用動物脂肪、鹽、糖過多；

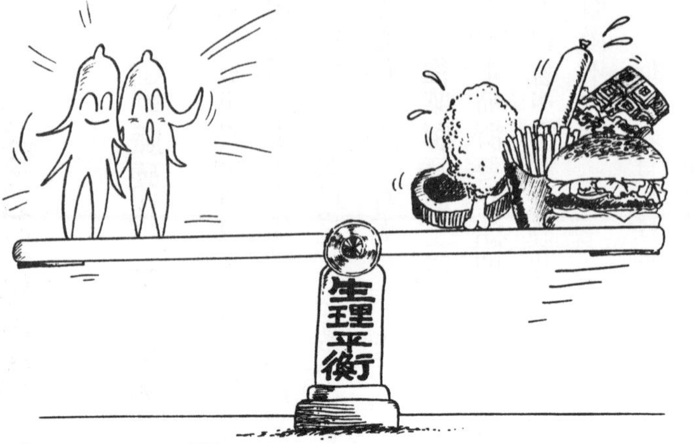

飲食結構的西化，是動脈硬化的重要原因，如能在日常生活中，配合服用西洋參，可均衡體內各種營養素，防止動脈硬化的發生，避免患上高血壓、冠心病及中風。

(b)食用蔬菜、粗纖維性食品過少；

(c)煙、酒攝入過多；

(d)睡眠過少；

(e)運動過少；

這五個因素屬於個人生活中的細節問題，也是可以影響動脈硬化進程的問題。如果能從年輕時代就開始注意，就有可能防止動脈硬化的發生，或是延緩動脈硬化的過早到來。

在以上五個可以促進動脈硬化的因素中，前三者都與飲食有關，也是青年人易犯的不良嗜好。由於動脈硬化的形成是在不知不覺中發生的，一旦發現，動脈硬化就已到了相當嚴重的程度。在此，筆者要特別告誡年輕人，切不能因爲年輕而漫不在乎，否則後悔就來不及了。

②動脈硬化與冠心病的關係

在醫學上，把冠心病稱為缺血性心臟病，是由於冠狀動脈對心臟的供血不足所致。衆所周知，冠狀動脈是專門供應血液給心臟的血管，由於心臟的不斷跳動需要能量和氧氣，這些都要由冠狀動脈的輸送血液來供應，一旦冠脈供血不足，心臟就會發生缺血和缺氧，導致心絞痛、心肌梗塞乃至心臟肌肉壞死。

冠狀動脈供血之所以發生不足，就是由於冠狀動脈發生硬化所致。平常我們所說的動脈硬化，並不僅僅是血管硬化的問題，在血管硬化有同時，其實還有血管壁變厚的問題。當冠狀動脈管壁變厚、變硬之後，流行於其中的血流就自然變得細小，因而產生供血不足。

可見，冠心病實質上就是由動脈硬化所造成的，這就是動脈硬化與冠心病之間的關係。

要想防止動脈硬化的發生，就要防止血液中不純物質——過氧化脂質的增多，而動脈硬化被制止，也就沒有了冠心病之慮，所以，防止冠心病的關健，就在於清除血液中的過氧化脂質。

前文所說的不良生活習慣、年齡的增長，都可引起血液中過氧化脂質的增多，因此，防止動脈硬化對於年輕人而言，最根本的是要戒除不良生活習慣；對於老年人而言，除此之外，還必需服用能夠清除過氧化脂質的藥物。

西洋參憑藉其清除血液中過氧化脂質的功能，成爲當今防止動脈硬化、冠心病的聖品。進一步的研究還證實，西洋參不僅可以預防，而且還可以治療業已發生的動脈硬化和冠心病，使患者恢復健康。

③清除過氧化脂質，改善患者的血液循環障礙

有關於西洋參清除過氧化脂質的功能，本書已多有介紹。西洋參是通過增加人體內超氧化物歧化酶（ＳＯＤ）的數量與活性，清除氧自由基，進而達到清除過氧化脂質的效果的。

如果西洋參僅僅有以上作用，那只能說西洋參有防止動脈硬化與冠心病的效果，而不能說西洋參可以治療動脈硬化與冠心病。事實上，西洋參不僅能通過增强ＳＯＤ數量與活性，來防止動脈硬化、冠心病的發生，而且，西洋參能夠對已發生動脈硬化與冠心病者，發揮良好的治療作用。

動脈硬化及冠心病患者的血液，不同於正常人的血液，其不同之處在於：患者的血液中，不純物增多、血液黏度增大。因此，動脈硬化及冠心病患者的血液循環比正常人的速度要緩慢。

大陸學者對西洋參進行研究的結果證實，西洋參可以降低患者的血液黏度，使患者的各種症狀得到改善。

徐彥君教授用西洋參皂角苷，分別以每公斤體重一百、二百毫克的劑量投予大鼠，觀察其對大鼠血液黏度的影響，同時以生理鹽水作爲對照，結果如下表：

由下表中結果可以發現，兩組劑量的西洋參皂角苷，均有降低血液黏度的

西洋參皀角苷對大鼠血液黏度的影響

分組	採血時間(給藥後小時)	全血黏度	血漿黏度
生理鹽水	1	8.61±3.54	0.94±0.09
100mg/kg 西洋參皂角苷	1	4.45±2.23	0.89±0.18
生理鹽水	1	6.63±1.22	1.39±0.25
200mg/kg 西洋參皂角苷	1	5.21±1.53	0.91±0.13
生理鹽水	3	10.42±3.59	1.18±0.08
200mg/kg 西洋參皂角苷	3	5.98±2.61	1.01±0.13
生理鹽水	6	8.15±2.72	1.02±0.07
200mg/kg 西洋參皂角苷	6	7.20±1.70	0.84±0.10

作用；而在給藥後一小時、三小時、六小時後，均有降低血液黏度的作用。說明西洋參降低血液黏度的療效，可以持續較長的時間。

西洋參減小血液黏度的作用，對於動脈硬化及冠心病患者來說，意義特別重大，其中的道理並不難理解。

首先，血液流速因血液黏度下降而加快，減少了血液中不純物質進一步粘附於血管壁上的可能，使得動脈硬化及冠心病不致於進一步向前發展；

其次，血液黏度的下降，減少了動脈硬化及冠心病患者發生血管栓塞的危險性；

由於西洋參促進了患者的血流速度，切斷了血管壁進一步硬化與狹窄的源頭。從這一點上說，西洋參有望成爲臨床上用以根除動脈硬化與冠心病的藥物。

西洋參的上述療效，都是目前現代醫學尚不具備的。因此，若能在未發生動脈硬化與冠心病的年輕時代，就少量持續地服用西洋參，可以產生預防效果；如已患動脈硬化和冠心病，就更應以西洋參爲經常服食之品，從現在的醫學水準看，西洋參或許稱得上是防治動脈硬化與冠心病的最佳健康食品。不僅因爲其療效，也因爲它沒有毒副作用。畢竟，動脈硬化與冠心病是長期緩慢發展所致，其治療也需持續很長時間，如果長期使用某種化學藥品進行治療，化學藥品產生的藥害甚至會大於其藥效。這就是筆者向動脈硬化與冠心病患者推薦西洋參的原因。

◆西洋參常被用於中風患者的急救

①心腦血管病的可怕結局——中風

中風的可怕之處，不僅是其可以引起患者的死亡，更在於中風可引起患者發生偏癱並喪失生活自理能力。

然而，心腦血管病如不停止發展，中風終有一日不可避免。爲此，凡患有心腦血管病的人，如前述之高血壓、動脈硬化的患者，應密切關注自己的病情，採取治療措施。要知道，正是高血壓與動脈硬化兩者的結合，才導致了中風的發生。

中風又被稱爲腦中風，其病理變化在於大腦組織中的血管硬化。在人的腦組織中，分佈著許多細小的血管，這些細小的血管和人體的大血管一樣，也會發生硬化。如果在腦血管硬化的同時，血壓又變得很高的話，就會使腦血管發生潰破，引起腦出血，表現於外就是通常所說的中風。除腦出血可引起中風外，腦缺血亦可導致中風的發生，這種情形一般是由於血管中硬化的斑塊脱落下來，堵塞了腦血管，使腦組織缺血所致，醫學上稱這種中風爲缺血性中風，又叫作腦栓塞。

現代人經常會聽説中風預兆這個詞，是指中風發生之前，會有一些預警信號，凡是動脈硬化及高血壓患者出現了這些預警信號，就應立即採取防護措施，以防止中風的發生。中風預兆包括：

(a)長期患有高血壓及動脈硬化者；
(b)突然出現言語不清、四肢發麻者；
(c)突然出現劇烈頭痛、頭暈、健忘、失眠者；
(d)近一段時期以來，血壓不穩，上下波動幅度較大者；
(e)一直未曾戒除煙、酒嗜好的高血壓患者；
(f)血液黏度的檢查，發現有增高者；
(g)眼底血管出血者；

凡是具備以上條件的人，都是中風的高發人群，應密切關注採取防護措施；包括：

(a)看醫生或住院，並採取降血壓治療；
(b)立即戒除煙、酒嗜好；

(c)臥床休息；

(d)禁食過鹹的飲食；

在度過中風預兆期後，患者更應對自己的健康予以十二分的關注，找到高血壓、動脈硬化之所以未能停止發展的原因。

據筆者的臨床經驗，高血壓及動脈硬化患者，之所以出現病情不能控制、進而發生中風，多與患者在治療上未予以充分注意有關。

有些高血壓患者，自我感覺良好，不連續服用降壓藥，服服停停，停停服服，導致血壓上下波動，進而引起血壓過高而發生中風；還有些老年患者，多年頭暈，以爲是年齡大了的緣故，直至發生中風時才知道患有高血壓；另有一些患者，雖明知自己患有高血壓、動脈硬化，但卻煙照抽、酒照喝，性生活也不予以節制，直到發生中風後才感到後悔。

等等這些情況，對於高血壓及動脈硬化患者來說，都是非常不應該的，要知道，中風所帶來的，不僅是患本人的痛苦，更是家人及社會的沈重負擔，因此，積極防治高血壓、動脈硬化，避免中風的發生，是每一位患者的重要責任。

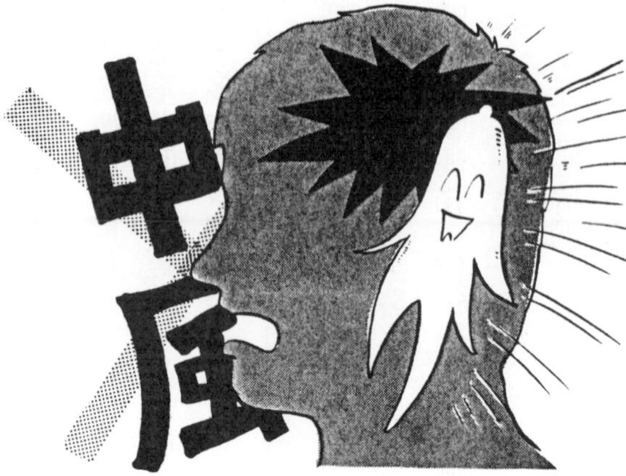

西洋参不僅可以防止中風的發生，亦可用以中風患者的急救。

②西洋參不僅能預防中風，而且被臨床醫生用以中風急救

長期持續服用西洋參者，可以預防中風的發生，這是由於西洋參有降血壓、治療動脈硬化以及降低血液黏度的作用，其中的道理，前文已有介紹。然而，讀者朋友們或許不知道，西洋參還是臨床醫師用來急救中風患者的藥物。

談及西洋參救治中風患者，不能不從中醫對西洋參的應用談起。

在西方醫學尚未進入中國之際，中醫是如何救治中風患者的呢？

中醫有一個非常著名的方子，用來搶救中風患者，這個方子名爲「獨參湯」，是用大劑

量的人參(約三十克)，煎煮成人參湯，灌餵給中風患者，可以起到救命的作用，其臨床效果歷經千百年的驗證，至今仍被廣泛運用。獨參湯所用的人參，以前多爲中國紅參，西洋參進入中國後，有人以西洋參代替紅參，結果發現西洋參具有同樣的療效。

西洋參爲何能起到搶救中風患者的神奇療效呢？

按中醫理論來說，中風屬於氣脫之症，是由於人的元氣脫失所致，因此，治療上應以大補元氣之藥才可治療，而西洋參正是這樣一種大補元氣、滋陰生津的中藥。

現代醫學對西洋參救治中風的機制，進行了深入了研究，結果證實，西洋參的這一療效，與西洋參的以下作用有關：

(1)西洋參的止血作用

從植物學上分類，西洋參與中藥三七同屬於五加科人參屬植物，親緣關係較近，化學成分也有相似之處。衆所周知，三七是中藥中的止血藥，常用以治療跌打損傷，其中含有的止血成分叫三七素。西洋參亦含有這種成分，因而具有止血之效。

大陸鄭毅男教授爲研究西洋參的止血效果，作了以下試驗：首先給一組小鼠灌服西洋參提取液Ⅰ號、Ⅱ號，另外一組小鼠不做任何處理，作爲對照。然後，將兩組小鼠的尾巴剪破，取一些血液放置於玻璃平板上，另取一些置於毛細玻璃管中。在作完以上工作後，觀察小鼠尾巴流血時間的長短、平板上血液的凝固時間、毛細玻璃管中血液的凝固時間。試驗結果如下表所示：

表中結果顯示，灌服西洋參的小鼠，無論是尾出血、平板凝血還是毛細管凝血的時間，都顯著低於未服西洋參的小鼠，證明西洋參無論在體內還是在體外，均有止血的療效。

這一結果爲西洋參治療腦中風提供了佐證，對於腦出血發生中風的患者來說，迅速止血最爲重要。西洋參的止血作用，是其急救中風的主要機制。

(2)西洋參的抗缺氧作用

中風除可因爲腦出血而發生之外，腦缺血亦可導致中風，這是由於硬化血管中的斑塊脫落，堵塞腦血管所致。

當腦血栓發生之後，如不積極救治，腦組織會因爲缺血、缺氧而死亡，進而導致生命的終結。由於西洋參有抗缺氧作用，在發生缺血性中風之後，立即投予大劑量的西洋參湯，就可以大大提高腦組織及全身的抗缺氧能力，產生急救效果，並

西洋參小鼠止血試驗(單位：秒(s))

	試驗方法		
	尾出血	平板凝血	毛細管凝血
對照組	389.4±	218±32.9	163±15.6
西洋參Ⅰ	206.0±24.7	109.8±8.4	79.4±19.5
西洋參Ⅱ	128.4±24.7	83.4±21.8	59.6±13.7

爲進一步的治療打下基礎，這也是西洋參何以能用於中風急救的主要機制之一。

西洋參的抗缺氧作用，國內外醫學界早已公認。原蘇聯學者 Brekhman 在研究西洋參類植物的藥用價值時，提出一種觀念，認爲這類植物能夠增强機體對內外環境中不良刺激的抵抗力。包括缺氧、高溫、低溫、疲勞等，西洋參都可增强機體對它們的適應能力和抵抗力，Brekhman 將西洋參的這一功能稱作「適應原作用」。(adaptogenic action)

中國醫學科學院藥用植物所的研究人員，在赴西藏考察時，因爲西藏地處高原而發生嚴重的缺氧反應，後來，每一位考察隊員都口含西洋參，結果，大大緩解了高山缺氧反應。

西洋參止血與抗缺氧反應，是西洋參用於中風急救主要機理，然而，必須指出的是，西洋參對人體綜合性的作用，也是其療效得以保證的基礎。例如，西洋參對血壓、對血液黏度的調節，就與其治療中風有關，這些方面也是不容易忽視的。

利用西洋參防治中風，同樣必須注意正確的使用方法。對於長期患有高血壓、動脈硬化的患者來說，應持續服用西洋參，劑量不需太大，每日三～六克即可，能夠起到預防中風的作用。對於血壓驟然升高的患者，應立即服用降壓西藥，使血壓降至安全水準，然後再服用西洋參，因爲西藥的療效迅速，可彌補西洋參的不足。

對於已發生中風者，附近又没有醫院的人，應迅速用大劑量西洋參或人參(三十克)，煎湯灌服，具有救命之效。可見，那些有中風危險、或是有中風預警徵兆的人，即便不能住院治療，也應在家中備有西洋參，以防萬一。這是筆者對這些患者的一點忠告。

第六章

提高機體免疫功能，防治腫瘤的療效確卓

腫瘤問題是當今全社會都在關注的問題，可謂是健康問題中的熱點。原因很簡單，腫瘤的危害十分嚴重，惡性腫瘤是國人死亡原因的首位。與惡性腫瘤相對應的是良性腫瘤，其危害性也不容忽視，如果良性腫瘤生長於人體的關鍵部位，例如，大腦中，那麼，它的致死率甚至比惡性腫瘤，即通常所說的癌症，還要高。

現代研究發現，西洋參無論是對癌症還是對良性腫瘤，都具有防治作用。西洋參還被臨床廣泛用作放療、化療的輔助療法，爲解除腫瘤患者的痛苦，帶來了光明的前景。

◆腫瘤是現代人的主要死因之一

①癌症從根本上說，是由於人體免疫力下降所致

如今，癌症已成爲和平時期人類健康的第一號殺手，其死亡率居於各種疾病之首，而且，患上這種恐怖性疾病的人越來越多。

癌症的可怕之處勿需多說，人們業已到了談虎色變的地步，但您是否知道，癌症是

如何發生的呢？

要回答這個問題，是十分困難的，因爲現代醫學至今也還没有把癌症的發病原因和機理研究透徹。根據對癌症患者的普查，發現癌症的發生主要與以下幾個因素有關：

(a)工業污染，使大氣、水、土壤等人類生存的環境，遭到工業廢氣、廢水的侵蝕，生活在這種骯髒的環境中，使現代人發生癌症的機會遠大於住昔。

(b)食用了過多的致癌物質，如食品防腐劑、發霉的花生、口嚼檳榔過多等；

(c)抽煙、酗酒等不良生活習慣；

(d)受日光照射過度；

(e)病毒感染；

(f)遺傳因素；

根據以上六方面的致癌因素，結合國人所患癌症的種類。醫學界發現，中國人發生癌症的主要原因有以下三點：

第一：國人以胃癌最爲多見，這與國人的飲食習慣有關。中國人普遍有喜食醃製食品的習慣，在這些醃製食品中，常常含有過多的、導致胃癌的黄曲黴素、亞硝酸類化合物。歐美國家人群因無此種飲食習慣，故患有胃癌者也較中國人少；

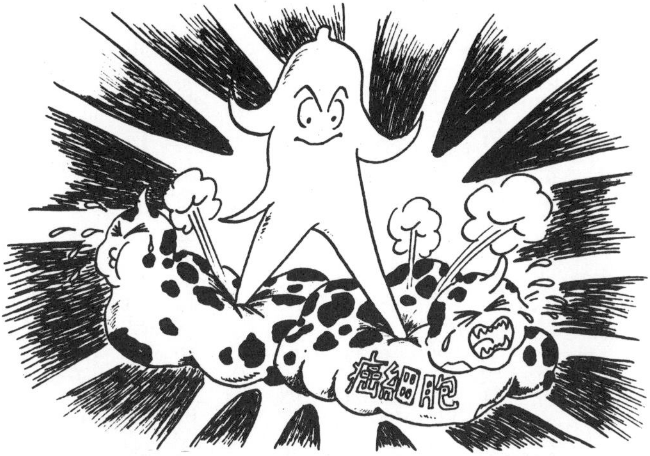

癌細胞是由正常細胞發生突變而產生，它可以在人體內無限制、爆炸性地生長，生長的速度十分迅速。而西洋參皂角苷及西洋參多醣等有效成分，有抑制癌細胞生長的作用。

第二：國人患有肺癌者也非常之多，這與中國人的嗜煙習慣有關。與目前世界各國戒煙浪潮相反，中國人的抽煙習慣卻反而與日俱增，每年新增的煙民人數遠大於戒煙的人數。中國人之所以比其他人種更加嗜煙，目前尚無結論，有人認爲與中國人勤勞工作、缺少娛樂及精神壓力較大有關。但抽煙導致肺癌的高發生率，卻是勿庸置疑的。

第三：與其他人種相比，中國人患肝癌的比例也較大，關於這一點，目前醫學界已基本達成共識，認爲與中國人過飲烈性酒、吃醃製食品過多和遭受肝炎病毒感染者過多有關。

通過以上三點的分析不難看出，要想防止腫瘤的發生，從個人的角度來説，可改變的因素有飲食習慣、不良嗜好。其他幾方面因素，只有依靠全社會的統一，才有可能改變，例如，工業污染就是一個全球性的問題，基本是上不以個人意志爲轉移的。

然而，令人感到奇怪的是，在具備了上述所有致癌條件的人當中，也有不患癌症卻反而健康長壽的人，這是何道理呢？

其實，人體產生癌症的最根本原因，是在於人體抵抗力和免疫功能的下降。

科學研究證實，正常人體每天都會發生一些細胞突變，突變的結果是產生了癌細胞，但在這些癌細胞尚未形成氣候之前，人的免疫系統就已將它們殺滅了，因此，雖然每天都有癌細胞的產生，但只要免疫力和抵抗力足夠强大，就不致於產生癌症。換言之，以上各種致癌因素，還必須在人體免疫力不足的前提下，方可導致人體產生癌症。

這也就是爲什麼我們說，癌症發生的根本原因，乃是由於機體免疫力下降所致。當然，人體免疫力下降的原因有很多，包括人體的自然老化、長期患有慢性病以及前述的各種因素，都可致使人體免疫力下降。由此可見，人體產生癌症的機制是何等的錯綜複雜。

②在現有醫學水準下，人們只有寄希望於自身免疫功能，以防止癌症的發生

最近，一位日本醫學家出版了一本關於癌症問題的書，其主要觀點有二，一是認爲癌症是不可避免的，它什麼時候發生，發生在何人身上，是不以人的意志爲轉移的；二是認爲在癌症產生之後，是不可治癒的，癌症患者只能坐以待斃。

這位日本學者的確是過於悲觀了，但從他所例舉的道理來看，也不無一定道理。現代社會，由於物質文明程度的提高，使得工業污染十分嚴重，污染的空氣、骯髒的水質、農藥的噴灑等等，構成了我們無法迴避的自然環境，這些污染時刻都在誘導我們身體上的細胞，促使其突變，產生癌細胞。由於這些外在因素是全球性的、全社會性的，以個人的力量是無法改變的，因此，悲觀主義者便認爲癌症不可避免。

而發生癌症之後的治療，更是一個十分棘手的問題。現代醫學對癌症的治療不外乎手術、放射療法、化學療法三種，這些療法都有著目前無法解決的缺陷，悲觀主義者由此而認爲患上癌症後只能坐以待斃。

以上的悲觀論調，不僅讓衆多醫學家難堪，也使癌症患者失望。事實上，不能僅僅從外部環境來考慮癌症問題，雖然我們無法改變大的環境，但我們可以改變自己，通過戒除不良生活習慣以及加强自身的免疫力，以達到提高抗癌能力的目的，並非只是空談。從癌症的治療來說，目前醫學界已認識到了放療、化療的局限性，並積極地採取措施來彌補其缺陷。

因此，我們可以樂觀地希望並相信，隨著人類文明的高度進步，在污染盡可能減少的情況下，醫學的發展是可以使癌症絕跡的。

在癌症的預防與治療上，中國大陸利用中西醫結合的方法，療效已居於世界領先地位，談及此處，讓我們再次將目光轉向本書的主題——西洋參。

在本書第二章介紹西洋參的藥理作用時，已提到西洋參具有良好的免疫增强作用，大陸學者通過以下試驗，證明：服用西洋參可以提高免疫力，預防癌症的發生。

這個試驗是將大鼠分成兩組，其中一組以西洋參作爲飼料添加劑，連續食用一個月；另一組則餵以普通飼料，也持續一個月，作爲對照組。

然後，分別將同樣的癌細胞移植到這兩組大鼠身上，結果發現，食用西洋參的大鼠無一例外地避免了癌症的生長，而普通飼料組卻有80%的大鼠患上了癌症。這一試驗是由北京安貞醫院的張濤博士報導的，證明了西洋參的防癌作用。這一結果與第二章中介紹的，張本祥教授的試驗結果一致。

縱觀癌症問題的現狀，筆者認爲，現階段雖然無法百分之百地防治癌症，但通過服用西洋參，加强自身免疫力以達到防治癌症的目的，是目前最可行的方法。無論是臨床研究的報導還是筆者的經驗，都證明了這一點。

◆敵友不分的化學療法、放射療法仍是現今治療癌症的主導方法

①放療、化療的副作用無法避免嗎？

現今除了中國之外，幾乎所有國家的醫學界，對癌症的治療，都以手術、放療、化療三者為主。一般是先由手術將癌腫切除，進而再用放射療法與化學療法，以期將殘留的癌細胞全部殺滅。

這種治癌方法是歐美國家首先創立的，並至今佔據著世界治療癌症方法上的主導地位。從療效上看，有好也有壞，在一些身體較為強壯者身上，甚至出現過完全治癒的例證。但大多數患者的結局都不太好，其生存率一般以一年至五年為最多，最後大多死於癌症復發或死於放療、化療的副作用。可以毫不誇張地說，放療、化療的副作用，是現代醫學在癌症治療中的瓶頸，如能把這個問題解決，就基本上可以說能夠治癒癌症了。因此，有些學者認為，在癌症的治療中，放療、化療的副作用無法避免。是不是真的如

此呢？

讓我們首先來看看，放療、化療究竟有些什麼副作用。

(1)放療、化療會在殺死癌細胞的同時，也殺死正常細胞

放射療法是用放射性元素來照射癌腫處，癌細胞受到放射性幅射後，會發生死亡，由此而達到治療癌症的目的；化學療法則是用一些毒性較大的化學合成藥品，讓癌症患者服用或注射，通過這些藥物對癌細胞的毒殺，達到治療癌症的目的。

非常可惜的是，放療、化療雖可殺死癌細胞，但同時也會殺死正常細胞。換而言之，醫生將放療化療施於癌症患者身上，目的是希望它們殺死癌細胞，但放療、化療卻分不清什麼是癌細胞、什麼是正常細胞，因而只要是細胞，就統統殺死。可見，這種毒副作用是非常可怕的。

以上就就是放療、化療產生副作用的原理，由以上內在機理，放療、化療會導致一系列致命性的疾病。

(2)放療、化療可導致的疾病

歸納起放療、化療可致的疾病，真是數不勝數，以下略舉數例以資說明放療、化療的副作用。

(a)胃腸道功能受損，食慾下降，產生厭食症，甚至發生噁心、嘔吐。持續得不到解決，會產生消瘦、乏力等惡液質表現；

(b)免疫功能受損，容易發生感染，甚至癌症復發；

(c)正常細胞在放射線的作用下，有發生突變的危險，進而可發生新類型的癌症；

(d)骨髓造血功能受損，發生貧血、免疫功能下降，甚至產生白血病(血癌)；

(e)頭髮會脱落、皮膚發黑、指甲變色；

(f)肝臟、腎臟功能也會受損，甚至引起全身衰竭。

從上述內容不難看出，放療、化療雖是現今最常使用的癌症治療法，但其造成的副作用，有時甚至不亞於原先癌症的危害。這些就是爲什麼有人說現在的癌症治療法，是以毒攻毒的方法，事實的確如此。

現在，我們仍回到前面的話題，放療、化療的副作用如此之大，是否真的不可避免這些副作用的出現呢？

如果僅從現代醫學的角度看，放療、化療是不可避免的，因此現代醫學的水準尚不足以突破放療、化療在癌症治療上的瓶頸。

然而，中國大陸以及日本，通過發掘傳統的中醫中藥，採取中西醫結合的治癌方法，卻使得放療、化療的毒副作用大爲減少，在這一方面，大陸的經驗最爲豐富。這也是爲什麼大陸在總體醫療水準低於歐美發達國家，而在癌症的治療效果上，卻顯著優於西方國家的原因。

②放療、化療加西洋參，使癌症的治療出現曙光

在大陸醫學界，使用手術切除腫瘤，繼之以化療、放療並配合以中藥進行治療的研究，已有了幾十年的經驗與成果，在腫瘤的治療上，取得了卓越的療效。現今，每年世界各地，包括歐美發達國家的腫瘤患者，來中國求治者不計其數。

大陸治療腫瘤與其他國家的區別在於，臨床上普遍地使用了中藥，那麼，爲什麼要配合以中藥呢？

這要由中醫對腫瘤的認識談起。

在中醫看來，腫瘤的發生是由於正氣虛損，邪氣內侵所致。中醫典籍《黃帝內經》指出：「正氣存內，邪不可干；邪之所湊，其氣必虛」，這種觀點，是與腫瘤患者的實際情況相符的。研究發現，腫瘤患者普遍存在機體免疫功能減退，免疫能力低下，抵抗力不足。

腫瘤病人在手術後的放療、化療過程中，進一步表現爲免疫功能低下，並出現明顯的氣短、噁心嘔吐、食慾不振等症狀，在中醫看來，這些是因爲放療、化療損傷的人體的正氣之故。

中醫在上述認識的基礎上，提出防治腫瘤的方案，這個方案的具體內容是：

(a)通過服用培補正氣的中藥，來提高機體免疫力；

(b)通過服用培補正氣的中藥，來減少放療、化療帶給患者的副作用。

以上就是大陸中西醫結合防治腫瘤的思路，現在關鍵的問題是，什麼中藥具有培補正氣的功效呢？

大陸醫學界對幾乎所有中藥進行了篩選，發現具有培補正氣的中藥有幾十種，但療效好，研究較多，並用之於腫瘤防治的，目前僅有十餘種，如：人參、西洋參、黃芪、刺五加、真珠粉、靈芝、枸杞子、香菇等。

了解中醫中藥知識的讀者或許已經發現，以上幾種中藥，實際上都是傳統的補藥，這並非偶然現象，事實上，大陸醫學正是在中醫傳統理論與經驗的提示下，將這些藥物篩選出來的，這也證明了祖先留下的知識，確有神妙之處。

在這幾種補益人體正氣的藥物中，對腫瘤療效較好的，主要有西洋參和靈芝，關於這兩味中藥的療效，現在的研究資料非常之多。將西洋參用於放療、化療的輔助治療，不僅產生了治療癌症的效果，而且使放療、化療的副作用，降低到最低點。因此，西洋參配合現代醫學的治療，使腫瘤的防治具有了十分光明的前景。

如果患上癌症，應怎樣使用西洋參呢？這是讀者比較關心的問題。

毫無疑問，在尚未發現根治性藥物之前，對於癌症，首先應施行手術切除。由於手術切除癌症腫塊後，或許還殘留有少量癌細胞，或者是腫瘤細胞業已轉移，所以，手術以後還必須配合以放療、化療。在放療、化療的同時，必須服用西洋參，惟其如此，才能使放療、化療的毒副作用減少，並提高對癌細胞的殺傷力。

在服用西洋參時，還應注意劑量與配伍問題。一般來説，手術後段時間，應配合服用較大劑量的西洋參，一般每天可服用十克，早晚各一次，可以用西洋參泡水代茶飲用。以後可以減少一點劑量，但每日不應少於六克，並應持續長期服用。

另外，西洋參還可與其他中藥配伍以增強療效，如茯苓、枸杞子、真珠粉、靈芝等，都可以與其一同煎湯服用。

如能長期堅持以上服用西洋參的方法，那麼，戰勝癌症，並非只是夢想。

◈西洋參防治腫瘤的功效，緣於對人體免疫功能的提高

①西洋參的免疫增強作用，是其防治腫瘤的基礎

本書在介紹西洋參的藥理作用時，就已詳細介紹了西洋參的免疫增强作用。臨床觀察與動物實驗都證實，長期服用西洋參者，其免疫系統生產免疫細胞及抗體的能力，會顯著加强；而且一些免疫細胞的活力也會有增加，吞噬殺傷腫瘤細胞的能力變强。

中國北京三〇一醫院的趙冠英教授、吳正軍醫師，根據中醫對腫瘤的認識，多年來一直以扶正祛邪相結合的治療原則，採用西洋參爲主要藥物，配合以枸杞子、白花蛇舌草等中草藥，用於癌症患者的治療。他們總共觀察了六十四例癌症患者，結果取得了良好的療效。並進一步研究出西洋參治療癌症的機制，主要在於它對人體免疫功能的增强。

在總共六十四例癌症患者中，未經手術或其他治療而單純服用西洋參等中藥者，共

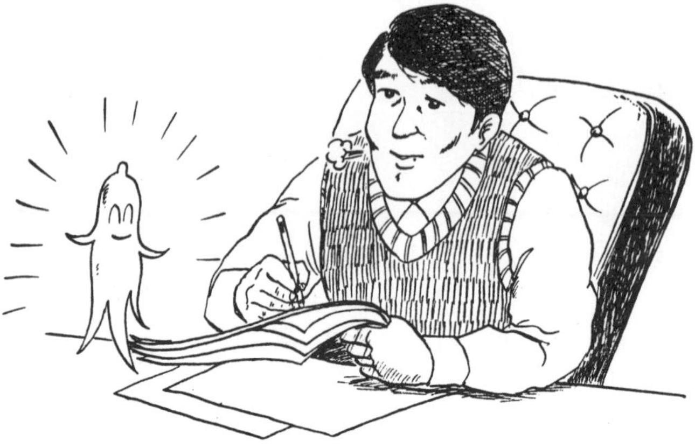

臨床實踐表明，西洋參有防癌抗癌的雙重功效，可以大大改善癌症患者的生活品質，甚至可以使癌症患者恢復正常的學習與工作能力。

三十八例；手術後放射治療的同時，服用西洋參等中藥者，共十一例；手術後化學療法的同時服用西洋參等中藥者，共十五例。

六十四例病人中，男性三十一例，女性三十三例。年齡最小者三十一歲，最大者六十八歲，五十歲以上者三十二例。

在癌症的種類方面，包括：甲狀腺癌四例、鼻咽癌十例、食道癌八例、肺癌六例、胃癌五例、結腸癌六例、卵巢癌四例、子宮頸癌三例、乳腺癌十二例、腎癌二例、膀胱癌四例。

在治療方法上，是以西洋參爲主，配以黃芪、白朮、茯苓、龍葵、半枝蓮、白花蛇舌草等，共十一味中藥，將其製成口服液，每支十毫升，日服三次，每次一～二支，三個月爲一療程。

經一個療程治療之後，檢查患者的症狀與免疫功能，結果發現，療效十分顯著。可參見以下兩表。

以下結果顯示，在服用西洋參等中藥後，癌症患者的各種自覺症狀，均顯著改善，最低的有效率爲百分之九十一點三，最高者爲百分之百，可見，西洋參等中藥在癌症症狀的改善方面，療效是十分突出的。

從免疫學及血液的檢查上，可以得知西洋參之所以有上述療效，乃是人體免疫功能提高所致。表二中的四個檢查項目，都代表著人體免疫功能的高低，由表中結果可知，服用西洋參等中藥後，四項檢查

表一：64 例癌症患者治療前後症狀對比(例數)

症狀		乏力	氣短	多汗	頭暈	口乾	腰痛	食少
治療前		46	29	36	22	15	43	13
治療後	消失	32	15	23	145	11	27	9
	減輕	11	12	13	7	4	14	4
	0	無變化	3	2	0	1	0	2
有效率(%)		93.48	93.10	100.00	95.45	100.00	95.35	100.00

表二：64 例癌症患者治療前後血液檢查及免疫功能的變化

檢查項目	例數	治療前	治療後	療效
白血球	64	574±240.0	7083±192.8	顯著
血小板	60	16.51±0.664	17.81±0.539	顯著
E 玫瑰花環形成率(%)	64	44±1.27	49.6±1.33	顯著
淋巴細胞轉化率(%)	64	59.41±1.41	61.81±1.42	顯著

結果均有顯著增强。

因此，可以斷言，西洋參等中藥之所以能產生治療癌症的療效，其實質就在於提高了人體的免疫力，用中醫的話説就是培補了人體的正氣。

②西洋參現已廣泛地用於減少放療、化療的副作用

對於晚期癌症患者，爲延長其壽命，採取放療、化療是必不可少的手段，然而如前所述，放療、化療的毒副作用非常嚴重，現代醫學尚無解決的辦法。因此，正在使用放療、化療的癌症患者是極爲痛苦的，不僅可能被癌症隨時奪去生命，而且身體上的痛楚也讓人難以忍受，生活品質根本無從談起。

大陸醫學界通過讓進行放療、化療的患者，服用西洋參等具有培補人體正氣的中藥，大大減少了放、化療的毒副作用，減輕了患者的痛苦。

仍以趙冠英教授、吳正軍醫師的研究爲例，他們以西洋參、黃芪、枸杞子爲主，應用於中晚期胃癌手術後的化療患者，證明了西洋參等中藥可以減輕放、化療的副作用。

他們的有關研究資料和數據較爲枯燥，本書中不再詳細例舉。可以告訴大家的是，西洋參等中藥，不僅使放、化療帶給癌症患者的痛楚減輕，而且在癌細胞的殺滅方面，

配用中藥者與單用放、化療者相比，亦有了顯著提高。這一結果爲將來根治癌症，打下了基礎。隨著科學的進步，以及對西洋參等中藥的進一步發掘，相信在不遠的將來，癌症會得到征服。

西洋參之所以能產生防治癌症的療效，除了主要與提高人體免疫力有關外，與西洋參中的複雜成分與功效，也是密不可分的。

有些醫學研究機構報導，西洋參中所含有的揮發油及多醣成分，有顯著的抑癌效果。另外，西洋參中的微量元素鍺、鋅等，也都與其抗癌作用有關。

鑑於現代醫學對癌症的發生機制尚未研究透徹，因此，要想完全解釋清楚西洋參的抗癌機理，顯然也是不現實的。但可以明確地告訴廣大讀者朋友，在歷經幾十年的中西結合研究工作之後，西洋參的防癌、抗癌療效是勿庸置疑的。如果能在這個污染嚴重、化學合成物泛濫、致癌因素層出不窮的現代社會，長年持續少量服用西洋參等培補正氣的中藥，的確是一種防癌的好辦法，這一點對廣大讀者朋友來說，比癌症的治療顯得更爲重要。

第七章

西洋參是青少年可以服用的一種人參

在許多國人的印象中，西洋參只是中老年人才可服用的補品，這種認識是比較片面的。在醫生看來，凡是健康問題，只要是西洋參能夠解決的，不論是兒童、青少年還是成年人、老年人，都可以服用西洋參。

實際上，西洋參在許多青少年特有的健康問題上，都有著獨特的療效，筆者本人就經常利用西洋參給青少年治療，其療效並不亞於西洋參在其他年齡層中的作用。問題的關鍵在於，必須對青少年的生理特點有一個較爲清晰的認識，知道何種青少年疾病，適宜用西洋參來治療。

◈作為滋補品來說，青少年不宜多服中國參、高麗參

①愛心的歪曲

如今在台灣、香港及新加坡三地，肥胖兒童已成爲社會問題，站在大街上放眼望去，遍佈著小胖仔、小胖妞，成爲華人世界中一道獨特的風景。

這種情形的出現，與華人望子成龍的心態有著密不可分的關係。在中國傳統思想

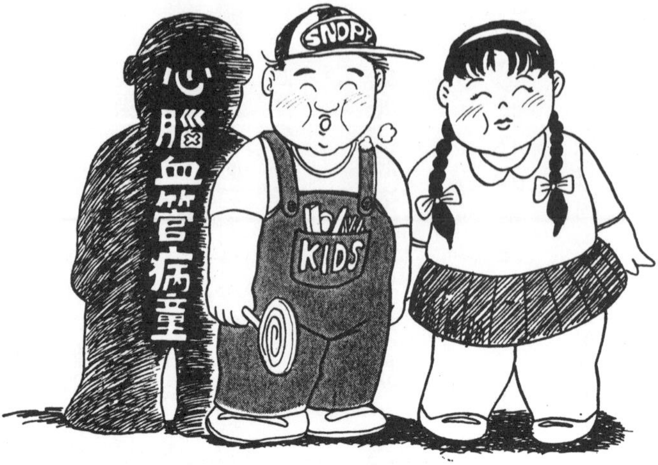

肥胖兒童的增多，將使今後幾十年內的心腦血管病，成為華人的首要死因。許多原為成人病的病種，業已出現於兒童身上。

中，父母總是希望子女能有出息，爲了孩子的將來，首先要給孩子的身體打好基礎，因此，表現在行動上就是，盡量讓孩子多吃東西，凡是市場上出現了新的營養食品，就必定買回來讓孩子嚐嚐，長期多食，導致兒童的胃容量漲大，再加上現代許多食品都含有高熱量、高膽固醇，由此而導致大批肥胖兒的出現，也就不難理解了。

使孩子的身體健康、强壯，這是沒有錯的，但如何達到這一目的，卻並非讓孩子多吃東西那麼簡單。這其中有很多的學問。

像現在這種肥胖兒增多的情況，不僅沒有能使孩子的身體健康，卻反而導致兒童、青少年的一系列疾病，以前專屬於成人病的高血壓、動脈硬化、心臟病等，如今已在兒童身上廣泛出現，有些醫學資料統計結果預測，在將來的二三十年間，心腦血管病將成爲華人最主要的死因，這一論斷的依據也是基於現今肥胖兒童的巨大人群，並非是聳人聽聞的說法。

做父母的一方面爲孩子付出了無窮的愛心，但由於採取了錯誤的方法，反而導致了孩子的健康出現一系列問題，這實在是非常無奈的事情，可以這麼說，父母的愛心被歪曲了。

②多服中國參、高麗參的害處

就青少年的體質狀況而言，在正常情況下是不宜服用中國參、高麗參的，但如果是因爲治療疾病而服用這兩種人參，則不在此列。舉例來說，有些兒童先天性體質虛弱，有遺尿的毛病，有些孩子甚至到了十幾歲還尿床，同時還有面色蒼白、全身怕冷、四肢發涼等症狀，這時，如能服用一些中國紅參或是高麗參，就可以獲得良好效果。

可見，在青少年是否能服用人參的問題上，不可一概而論。目前在一般國人的概念中，有兩種對立的觀點，一種認爲青少年可以服用人參，另一種則認爲青少年不能服用人參，否則會產生很多副作用。持後一種觀點的人，無疑是具有一些醫學常識的。

事實上，中醫歷來不主張兒童、青少年在無病時服用人參，這種主張的由來，是因爲中國參及高麗參具有溫熱之性，而兒童、青少年的體質在中醫看來，屬於「純陽之體」，因此，兒童、青少年如果在無病的情況下服用人參，會產生「火氣上升」的症狀，表現爲流鼻血、頭暈頭痛、失眠等。中醫典籍中甚至有因爲服用人參不當而導致失明的記載。

從實踐情況來看，中醫的觀念無疑是正確的。據筆者有限的臨床經驗觀察，服用中國、高麗參不當，可導致以下問題：

(a)流鼻血，此爲最爲多見的副作用；

(b)渾身燥熱、出汗、口乾；

(c)失眠；

(d)性腺發育過早，女孩受影響更大，月經過早到來；

(e)注意力下降，上課時躁動不安。

以上這些問題的出現，無一不與中國參、高麗參的溫熱之性有關。在三百年前，中醫在讓兒童、青少年吃人參時，一般都會配伍一些涼性中藥，以削減人參的溫熱之性，而且使用人參的劑量也比較小，其道理就在於此。

但自從三百年前西洋參進入中國以後，大大解決了中醫將人參使用於兒童、青少年的禁忌，因為西洋參既具有人參的功效，而又沒有人參的溫熱之性，相反，西洋參是一種涼性藥物，對屬於純陽之體的青少年是十分適宜的。清末名醫張錫純在其著作《醫學衷中參西錄中》明確指出：「西洋參性涼而補，凡用人參而不受人參之溫補者，皆可以此代之」。

那麼，青少年服用人參有何益處？又能治療青少年的哪些疾病呢？

◈西洋參既可促進青少年身體的良好發育，又無其他參類的副作用

①影響青少年身體發育的原因

每一位家長都希望自己的孩子長得健健壯壯，男孩最好能達到一百八十公分的身高，女孩最好能有一百六十五公分，然而，事情並不是總朝向自己的希望發展，有些孩子會出現發育障礙，這種情形的出現，家長都十分焦急。

大體而言，青少年發育的異常分為兩種，一為發育遲緩，一為發育過早。這兩種發

育的異常，主要有以下原因。

發育遲緩的主要原因：

(a)營養不良、營養不均衡；

(b)過多進食高熱量食物，導致身體肥胖；

(c)學習壓力過重，引起消化吸收能力減弱；

(d)學習壓力過重，引起失眠、神經衰弱，使全身陷於疲勞狀態，得不到充分休息的機會，間接地引起發育遲緩；

(e)由於各種慢性疾病所致，如貧血、腎炎等；

(f)遺傳因素；

發育過早的主要原因：

(a)進食了含有激素樣物質的補品；

(b)營養過剩，營養不均衡；

(c)內分泌紊亂；

(d)過多食用了含有添加劑的食品；

(e)腦部發生腫瘤，主要是垂體腫瘤；

在以上所列舉的各種原因中，對於現代社會中的青少年而言，以飲食和學習壓力過重兩者，所造成的發育異常最爲多見。

至於那些由於各種疾病而導致的發育異常，現代醫學一般是通過治療原發病，進行矯正。例如，如果是因爲腦部腫瘤所致的發育過早，一般是通過腫瘤切除的手術，來達到矯正發育異常的療效。

但對於絶大多數發育異常的青少年，現代醫學尚未發現良策，例如，因爲學習負擔過重，精神壓力過大而致的發育遲緩，以及內分泌紊亂而致的發育異常等，都屬現代醫學中的難題，對於這些發育異常的情形，現代醫學目前主要是通過注射激素或口服激素進行治療，但激素的毒副作用嚴重，其藥害更甚於藥效，所以，激素療法現爲大多數醫生和家長所棄用。

但是，問題終究是需要解決的，放棄了激素療法，就必然要找到其他的治療辦法。目前，國內外學者對於青少年身體的發育異常，大多主張通過飲食療法、針灸療法和天然藥物療法來進行矯正。

天然藥物主要是指那些能夠矯正青少年發育異常的中草藥。能夠產生這種療效的中藥，現已發現多種，如紫河車、西洋參、真珠粉等，西洋參就是其中的佼佼者。研究發現，它對青少年身體發育具有良好的雙向調節作用。

②西洋參既能促進發育，又能防止發育過度

大多數天然藥物都具有雙向調節作用，這是天然藥區別於化學合成藥物的一個顯著特點。在前面介紹西洋參對人體血壓的調節時，讀者朋友就已了解到，西洋參既能治療高血壓，又能治療低血壓。對於青少年身體發育異常，西洋參同樣具有這種奇妙的雙向調節作用。

目前，大陸醫學界已把西洋參廣泛地用於青少年身體發育異常的調整，其療效的獲得，緣於西洋參所含各種有效成分的協同作用。

對於發育遲緩者來說，西洋參的促進發育作用的機理在於：

⑴均衡青少年體內營養

如前所述，現今的青少年營養不良的情況已較少見，大多數都是因爲營養過剩或營養不均衡而產生身體肥胖，進而影響到身體的正常發育。

西洋參中所含的微量元素，具有平衡全身營養狀況的作用，使進食的各類營養物質，能夠被身體吸收，並均衡地分配於各個器官中去，這一點對於那些肥胖兒童和消化

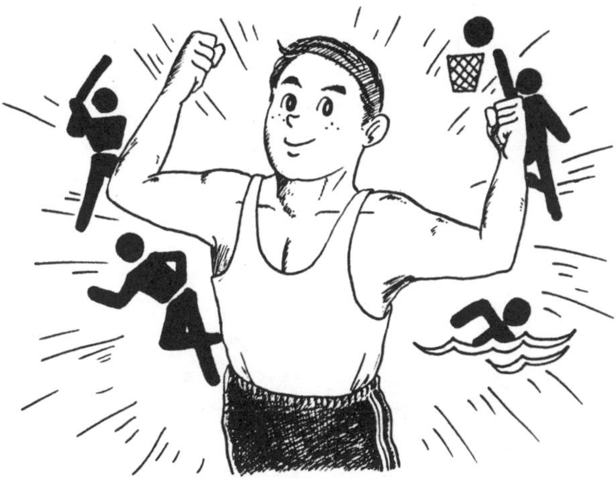

西洋參能夠促進青少年身體正常發育，增強體力，提高運動成績。

吸收功能不好的青少年，特別重要。而且，西洋參本身也具有很好的瘦身作用，這一點下章中還有提及。

⑵補充人體必需氨基酸

現在的孩子雖然可吃的食物繁多，但缺少必需氨基酸的情況卻並不少見，這是因爲很多食物中缺少一種或數種氨基酸所致，再加上青少年常見的偏食習慣，很容易產生缺乏人體必需氨基酸的情況。人體必需氨基酸對於人的健康和青少年的正常發育至關重要。例如，如果缺少賴氨酸，體內合成生長激素就會產生不足，進而會導致青少年發育遲緩。

由於西洋參中含有全部人體必需氨基酸，因而，可使那些因缺乏某種氨基酸而導致的發育障礙，得到有效的治療。

(3)治療原發病

除了飲食所致的生長發育遲緩者，許多青少年是因爲學習壓力重、精神緊張，進而導致内分泌紊亂所致。對於這一類的生長發育遲緩，西洋參可以通過治療原發病而促進身體的發育。

西洋參中所含的西洋參皂角苷，對人體内分泌紊亂有良好療效，這一點已在前文中累次提及。而西洋參中微量元素和氨基酸，又具有鎮靜安神作用，可以緩解學生的精神緊張，使大腦得到充分的休息，切斷了青少年内分泌紊亂的源頭。關於這一點，將在下一節中更加詳細地介紹。

以上三方面的内容，是西洋參促進發育遲緩者正常發育的機理。另一方面，西洋參同時又可治療發育過早，其内在機理主要是西洋參對内分泌紊亂的調節。

衆所周知，生長發育過早過快，主要是因爲生長激素分泌過多所致，亦屬於内分泌紊亂的一種。如果内分泌紊亂是因爲腦部腫瘤所致，西洋參是無能爲力的，此時，需要進行手術治療。但大部分患者主要是由於内分泌器官本身的功能失調所致，西洋參對這類發育過度，可以產生療效。

總之，在兒童、青少年的生長發育期，可以持續少量地服用西洋參，劑量一般爲每日三～六克，有預防和治療生長發育異常的作用。

◆神經衰弱是青少年在學習階段的常見病

①人生識字憂患始

宋朝的大文豪蘇東坡，曾說過一句非常著名的話，那就是「人生識字憂患始」，意思是說，人一旦讀書識字了，懂得了人世間的道理，就會對自己、對國家、對社會，產生憂患意識，從此，就會有煩惱、有憂傷、有痛苦等情感。

事實的確如此，世上沒有煩惱的人只有白癡和不懂事的孩童，除此之外，任何人都會有煩惱。窮人愁吃、愁穿、愁住；富人的煩惱更多，愁如何賺更多的錢，愁遺產如何分配，愁如何才能長壽。

步入現代社會之後，蘇東坡的話被表現得更加淋漓盡致，在各種社會壓力紛繁不絕的情況下，連處於學習階段的兒童、青少年，也比過去更多了些憂愁，少了些天真快樂。尤其是在華人世界，因爲中國人普遍重視教育，望子成龍的心態在世界各民族中最爲强烈，因而，中國的學生，是世界上承受壓力最大的人群之一。

現在的孩童，從兩三歲就開始認字，到了上幼稚園的年齡，就要開始考試了，因爲每位家長都希望孩子能進入有名的幼稚園；然後是上小學、上國中、上高中，最後要經歷他們人生中最爲殘酷的大學聯考。

有些家長還嫌學校的教育不夠，把老師請回家中，於是誕生了一個現代名詞——家教。還有些家長希望自己的孩子成爲音樂家、書法家、畫家，所以，除了正常的功課外，還要學習這些東西。

每當看到現在的一些孩童，小小年紀就戴上近視眼鏡，背著沈重的書包，就不由不令人生出感嘆：現代的孩子真是不容易，遠遠超出了古人「人生識字憂患始」的境界。

當然，在飲食上，現在的父母是不會虧待自己的孩子的，各種營養品、食品，凡是能夠買得到的，做父母的都會盡量買回來，並强迫孩子吃下去。

以上種種帶來的後果是，原本爲成人病的神經衰弱、失眠、胖肥症、高血壓等，已成爲現在的學生病，青少年學生患有這些成人病者，越來越多。尤其是在一些重要考試的前夕，總會有數不清的學生病人，因神經衰弱等症而到醫院就診；甚至一些學生因精神壓力過重而導致精神失常。這種情形，實在是當前社會的一大怪現狀。作爲醫者，雖能治其病，卻不能治其社會風氣，令人感慨萬千。

②青少年學生服用安眠藥弊大於利

學生因學業壓力過重而導致的神經衰弱和失眠症，是一個令現代醫學十分頭痛的問題，對於這些青少年患者，一方面要迅速解除其神經衰弱與失眠症狀，以便他們能盡早恢復學習；另一方面，又要保證他們的智力不受影響。否則，雖然神經衰弱與失眠消除了，但卻導致智力下降，那也是非常得不償失的。

由於青少年神經衰弱與失眠的治療有以上要求，所以令現代醫學十分棘手，因爲現代醫學雖然能夠迅速治癒神經衰弱與失眠，但卻會給學生帶來智力損害。

現代醫學對神經衰弱和失眠症的治療，主要採用精神鎮靜類藥物，一般是以苯二氮草類藥(ＢＩＤ)較爲先進，現已逐步取代了過去常用的巴比妥類藥和其他鎮靜催眠藥。

常用的ＢＩＤ類藥物有五種，分別是三唑侖、羥基安定、舒樂安定、氟安定及夸西泮，這些藥物對失眠與神經衰弱，均有迅速的療效。

ＢＩＤ類藥是高度脂溶性的，易於被中樞神經所攝取，並可與其中的一部分神經細胞相結合，發揮鎮靜催眠作用。但這些藥物與神經細胞結合後，在中樞神經內存留的時

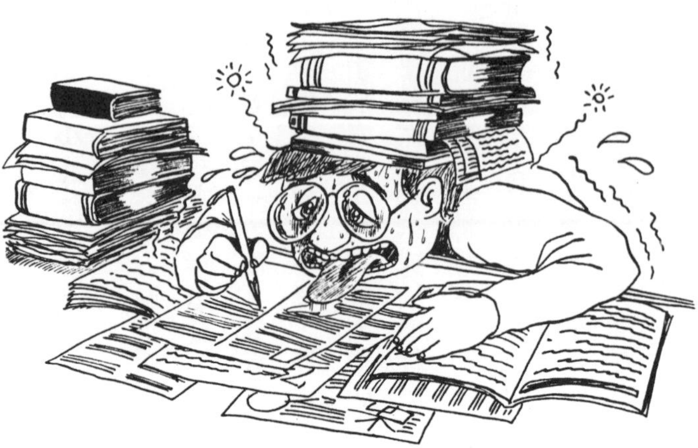

現在的學生，承受的學習壓力、考試壓力，已到了危險的境地，由此而引起的神經衰弱、失眠等症，成為學生的常見病。

間較長，不易被清除，從而對中樞神經產生殘留損害作用，具體表現爲：白天無精打采、精神萎頓、記憶力下降、思維能力減弱。長期服用還可導致除中樞系統以外的副作用，對全身健康產生損害。

以上這些副作用對於成年人來說，或許問題不算太大，但對於主要任務在於學習的青少年以及他們正處於生長發育階段的身體來說，這些副作用是極端嚴重的。

正因爲這個原因，醫學界一般都不主張對學生使用安眠藥，在筆者所治療的學生患者中，除非患者有了精神分裂的預兆，筆者從來不讓青少年學生服用安眠藥。

◈西洋參既能鎮靜安神，又有良好的益智作用

①西洋參有良好的鎮靜安神作用，卻沒有西藥安眠藥的副作用

本書在介紹西洋參對中老年人的療效時，就已談到過西洋參的鎮靜安神作用，同樣，西洋參對青少年患有的神經衰弱與失眠，也具有非常好的效果。

失眠與神經衰弱，其根本病理變化是由於大腦皮層的神經細胞過度放電所致，爲什麼會過度放電呢？這與精神壓力持續過重有關。

神經細胞的活動，主要是生物電流的變化，當一個人集中精力思考問題時，神經細胞的放電會比平常加大、加快；當人體處於睡眠狀態時，神經細胞的電流變化就會減弱。如果長期精力集中，如學生長時間做功課等情況，大腦的神經細胞就會持續放電，即使在需要休息時，這種放電變化還停止不下來，有點類似於平常所說的慣性。神經放電停止不住的結果，就是平常所說的失眠與神經衰弱。

西洋參藉由其中所含的西洋參皂角苷和微量元素，能夠減少大腦神經細胞的過度放

電，並使之恢復正常，達到治療失眠與神經衰弱的效果。

由於西洋參中的有效成分並不單一地作用於大腦神經細胞，它對大腦細胞過度放電的抑制，不是依靠其所含成分與神經細胞的結合，因而，西洋參不具有安眠藥的副作用。

以西洋參中所含微量元素對失眠的作用而言，服食西洋參後，其中的微量元素被吸收入血液之中，並隨血液循環到達全身各處，當其進入腦細胞時，可以有效地平衡中樞系統中的電離子，使神經的放電得以協調，換句話說就是，該放電的時候放電，不該放電時就休息。

西洋參中的皂角苷成分，也具有同樣的效果。可見，西洋參不像安眠藥那樣，對大腦細胞產生殘留損害作用。由於西洋參是純天然產物，對人體有多方面的作用，用以治療學生失眠與神經衰弱的同時，還有補益全身的作用，因而，能夠使失眠與神經衰弱迅速消除，其療效獲得的速度，並不亞於西醫所用的安眠藥。

大陸學者所做的動物實驗，也證明了西洋參的鎮靜安神作用。例如，方坤泉教授利用不同的給藥方式，發現西洋參皂角苷能使小白鼠的自發活動減少，證明了西洋參的鎮靜安神作用。

他的研究結果可列爲下表：

這個實驗證明，給予西洋參皂角苷的小白鼠，其自發活動的次數，顯著少於給予生理鹽水的小白鼠，可見，西洋參總皂角苷具有良好的鎮靜安神作用。

西洋參對青少年神經衰弱與失眠的治療，不僅不會有一般安眠藥的副作用，更可貴之處在於，西洋參還有促進學生智力的作用，這一點對於學生失眠症患者，無疑是一個意外之喜。

②西洋參是不可多得的益智藥

早在五十年代，蘇聯學者就報導了口服西洋參能夠提高人的思維與記憶能力。近年來，這個說法又被各國學者從動物實驗中證實，尤以日本學者的研究爲多。

一九八九年日本的齋藤詳教授在東京國際人參講座會上，報告了「西洋參皂角苷 Rb_1 和 Rg_1 對學習和記憶

西洋參總皂角苷對小鼠自發活動的影響：

藥物(mg/kg)	給藥方式	活動次數
生理鹽水	灌胃	64.4±18.4
西洋參總皂角苷(25)	灌胃	16.8±4.4
西洋參總皂角苷(50)	灌胃	4.3±2.5
生理鹽水	注射	73.3±19.7
西洋參總皂角苷(425)	灌胃	30.8±14.6
西洋參總皂角苷(850)	灌胃	18.4±4.8

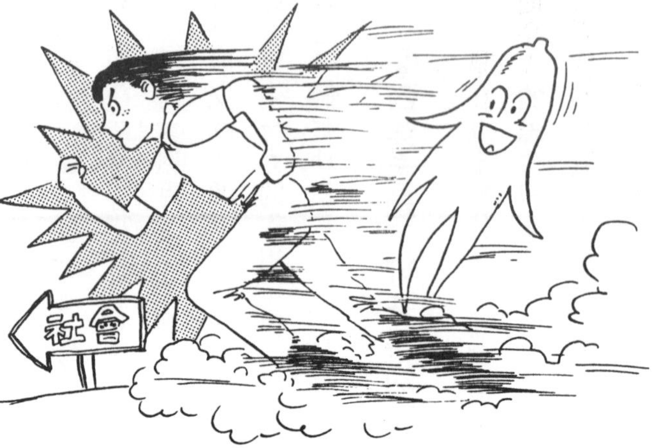

西洋參是不可多得的益智食品，可以提高青少年的學習能力、智力水準。長服西洋參的青少年，有能力迎接現代社會的各種挑戰。

的影響」一文，文中認爲，西洋參中的皂角苷 Rb_1，能夠十分顯著地促進動物的學習與記憶能力。

大陸學者高南南所做的研究，也得出了西洋參有促進學習、記憶的藥效，不過，高南南使用的是西洋參總皂角苷，而非單體皂角苷。

對於西洋參皂角苷益智的機理，目前有多種理論。日本的 Benishin 認爲，西洋參之所以有促進學習與記憶的作用，是由於西洋參的有效成分，可以促進大腦細胞釋放神經遞質——乙酰膽鹼(Ach)，衆所周知，神經遞質是神經系統傳遞信息的媒介。

而另一位日本人 Nihiyama N 則認爲，西洋參之所以有益智作用，在於其中所含的西洋參皂角苷 Rb_1，能促進神經細胞生長並延長神經細胞的壽命。

筆者認為，以上各種說法都是基於實驗觀察所得，無疑是西洋參益智機理的一部分，但一定不會是全部機理。事實上，西洋參中的微量元素和氨基酸，也是其益智作用不可忽略的成分。

神經信號的傳遞是需要神經遞質的，而神經遞質是由氨基酸構成的蛋白質，所以，西洋參所含的豐富氨基酸，無疑會對其益智作用，出一分力；而據最新的研究，認為人的智力高低，是由大腦組織中的酸鹼性所決定的，如果大腦組織呈現鹼性，那麼，智力就高；反之，若為酸性，智力就低。西洋參中的微量元素，進入腦組織後，會引起腦組織的酸鹼度，發生一定程度的改變，這或許是西洋參益智作用的主要原理。

由於西洋參具有鎮靜安神和益智的雙重作用，所以，對於青少年神經衰弱與失眠的患者，最好是能用西洋參進行治療，盡量不要使用西藥安眠藥。

在服用西洋參時，還可以配合一些傳統上用以安神而又有益智作用的中藥，如黑芝麻、真珠粉、龜板、黃精、核桃仁等，一起煎水代茶飲用；或是一同研成細細的粉末服用，可獲得良好的療效。

第八章

西洋參具有良好的美容與瘦身效果

近些年來，各種美容與瘦身產品可以用鋪天蓋地來形容，真正可以產生效果的，卻又少之又少。作爲一位科學工作者，筆者認爲，對於女性的美容、瘦身乃至於其他健康問題，首先要有一個科學的認識，切不可盲目地聽信廣告宣傳。很多體型肥胖的女性青年，幾乎吃遍了所有的瘦身藥，結果要麼是沒有效果，要麼是副作用太大，最後反而導致身體健康狀況下降，甚至百病叢生。這種情形的出現，可以說令每一位醫生都感到痛心。

◆女性問題的根源在於內分泌的失調

①女性問題知多少？

現代社會的女性，面對今天這個複雜的社會，有著前所未有的困惑與麻煩。女性的身體生理狀況，與男子有著顯著的不同，不僅在身體的構造上不同，在身體內部以及生理特點上，兩性差異都是十分明顯的。

現代女性同樣面臨著激烈的社會競爭，她們所承受的各種壓力與精神負擔，與男子相比有過之而無不及。由此而給現代女性的健康，帶來一系列的問題。

例如，爲了生活就必須克服種種女性天生的不便，像月經、生育等問題，去接受工作上的沈重壓力；而在這個以男人爲中心的世界上，女子僅僅有優秀的工作能力尚嫌不足，爲了獲得好的工作機會，苗條的身材及嬌好的容貌是必不可少的，甚至與她們的工作能力同等重要。

凡此種種，都給現代女性帶來了巨大的精神壓力，產生了一些可稱之爲「現代女性病」的疾病。

概括當今國人女性的健康問題，主要包括：

(a)肥胖；

(b)面部斑塊，如色素斑、雀斑、黃褐斑等；

(c)早衰，皮膚皺紋過早出現；

(d)月經紊亂；

(e)白帶過多、宮頸炎、宮頸糜爛等；

事實上，以上五方面的問題，並非現代女性所特有，只不過是現代女性非常多見而已，因此而稱其爲現代女性疾病。

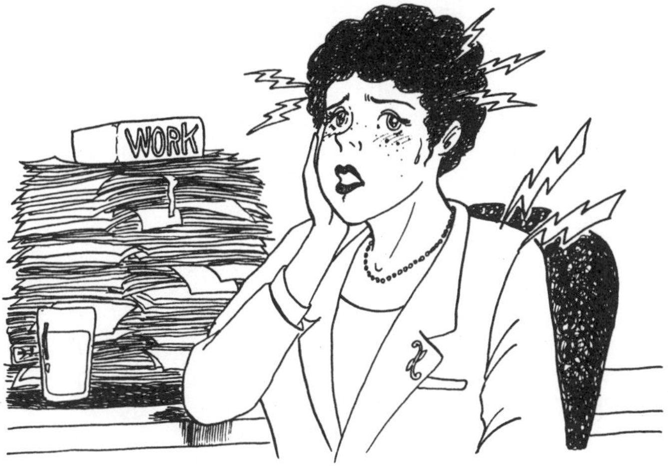

現代社會的女性，承受了巨大的工作、社會壓力，由此而引發的女性健康與美容問題，層出不窮。

爲什麼現代女性會遇到這麼多問題呢？其根源主要在於女性内分泌系統的紊亂。

②現代女性易於發生内分泌系亂

上文中所講的種種女性問題，其根源都在於内分泌發生紊亂所致。從醫學角度來看，女性本身就容易發生内分泌紊亂，而在現代的社會環境下，女性發生内分泌紊亂的情形，更遠勝於昔。

中醫在幾千年前就已將女性的生理特點概括爲四個字，即「經、産、帶下」，意思是説，女子與男子相比，有月經、生産與白帶的不同，現代醫學則證實，女性的這些生理特點，都是受體内内分泌系統控制的。因而，女子本身就容易發生内分泌紊亂。

在現代社會中的精神壓力、環境污染之下，女性原本就脆弱的內分泌系統，更容易被打亂，進而導致疾病的產生。

如前所述之肥胖、面部斑塊，絕大部分都是由於内分泌紊亂、激素分泌異常所致。而月經、白帶等正常生理，也可因内分泌的紊亂而失調。

正因爲如此，我們才說女性問題的根源在於内分泌失調。

由於西洋參具有良好的調整内分泌作用，因而對種種因爲内分泌紊亂而致的女性問題，可產生良好的療效。

◆西洋參可防止皮膚老化與皺紋的過早出現

①皮膚老化的原因

曾經有一幅獲獎的攝影作品。拍攝的是一個滿面皺紋的老人頭像，這幅照片被命名爲「歲月的痕跡」。

的確，生活在這個世界上，隨著歲月的流逝、風刀霜劍的侵蝕，人的皮膚難免會出現皺紋。在正常情況下，皮膚有一個自然老化的過程，隨著年齡的增長，皺紋會由少變多、由細變深。如果一個八十歲的老人一點皺紋都沒有，那一定會被人視爲怪物，同樣，一個人如果才二十來歲就已滿臉「歲月的痕跡」，顯然也是不正常的，應稱之爲早衰。在談及西洋參防止皮膚老化、防止皺紋過早出現的療效之前，有必要向讀者朋友介紹一下皮膚的生理特點。

皮膚主要是由膠原蛋白、脂肪及水份所構成，它位於人體的最外層，對人體有重要的保護功能，是人體抗禦外界病菌入侵的天然屏障。此外，皮膚還有感覺，排洩汗液及吸收功能。

人從出生一直到死亡，皮膚都要不斷地進行新陳代謝，換言之，每天都會有新皮的再生與舊皮的老化、脫落，只不過這一過程是在不知不覺中進行的，從外觀上並不能看出。

皮膚之所以會老化，脫落，乃是皮膚被氧自由基氧化所致。在以前的章節中，本書已多次提到氧自由基，它具有非常活躍的性質，可以與身體上的任何組織成分發生氧化反應，一旦發生氧化反應，就會引起被氧化成分的老化。皮膚的老化也是因爲皮膚的成分與它發生氧化反應所致。

讀者朋友已經知道，氧自由基從人的出生之日開始，就不斷地在體內產生，因而，氧自由基與皮膚的氧化反應，也是一直存在的。那麼，爲什麼人不會從一生下來就出現滿臉皺紋呢？這主要是基於兩個原因：第一，雖然人體每天都會有氧自由基產生，但同時，體內也會產生對抗氧自由基的物質，這個物質就是大家熟知的過氧化物歧化酶（SOD），人的年齡越小，SOD的數量與活性也就越多，因此，人不致於因爲體內存在氧自由基，而迅速出現滿面皺紋；第二，雖然皮膚每天都會與氧自由基產生氧化反應，但同時，每天都會有新皮膚再生，補充了死亡的皮膚細胞。

以上兩點原因，是人類之所以在年紀較輕時不出現皺紋或皺紋較少的原因。

但在現實生活中，卻確實存在著一些年輕人過早出現皺紋的情形，這是由於這些人的體內氧自由基產生過多，及SOD的數量與活性下降所致。現代研究發現，能夠引起氧自由基產生過多，進而引起皺紋過早出現的因素，包括：

(a)焦慮、失眠；
(b)飲食中的營養不均；
(c)吸煙或被動吸煙；
(d)妊娠、生育後，內分泌紊亂；

(e)空氣污染、水質污染；

(f)化粧品使用不當；

由於女性皮膚下脂肪較多，因而更容易受到上述因素的影響，導致皺紋的產生。

②西洋參防止皮膚老化與抗皺紋的功能顯著

在三十年代時，國外就有人將西洋參用於女性皮膚保健，並取得良好的效果。

近年來，大陸學者在觀察到西洋參抗皮膚老化與皺紋的同時，對其作用機制進行了深入研究，結果證實，西洋參之所以能夠防止皮膚過早老化以及抗皺紋，緣於以下四點原因：

(1)提高ＳＯＤ的活性與數量

本書前文已介紹過很多學者對西洋參提高人體ＳＯＤ數量與活性，所做的研究結果。

服用西洋參後，體內ＳＯＤ數量與活性大爲增加，對於皮膚的影響，主要表現爲老化過程減緩，進而防止了皺紋的過早出現。

皮膚中存在著豐富的細小血管，當血液中ＳＯＤ的數量與活性增加時，皮膚血管中的ＳＯＤ，就可以迅速清除皮膚組織中的氧自由基，減少了它們與皮膚發生氧反應的機會，因而達到防止皮膚老化的目的。

近年來，有許多化粧品，都標明其中含有豐富的ＳＯＤ，如果所標屬實的話，那麼，這些含有ＳＯＤ的化粧品是應該具有防皺抗衰作用的。

⑵促進新皮再生

西洋參中含有各種人體必需氨基酸，而皮膚再生的主要原料，就是這些氨基酸成分，因此，長期服用西洋參的人，體內就不會發生某種氨基酸缺乏的情況，因而，皮膚的再生就有了原料上的保證。

事實上，許多皮膚過早老化的患者，正是由於飲食結構不合理，缺乏人體必需氨基酸所致。

⑶對女性內分泌的調整

由於女性在現代社會特別容易發生內分泌紊亂，而內分泌紊亂又往往導致體內氧自由基的增多，因此而產生的皮膚老化與皺紋者，亦爲女性皺紋過早出現的主要原因之一。

西洋參中所含有的皂角苷成分及各種微量元素，都具有調整內分泌的作用，藉此也

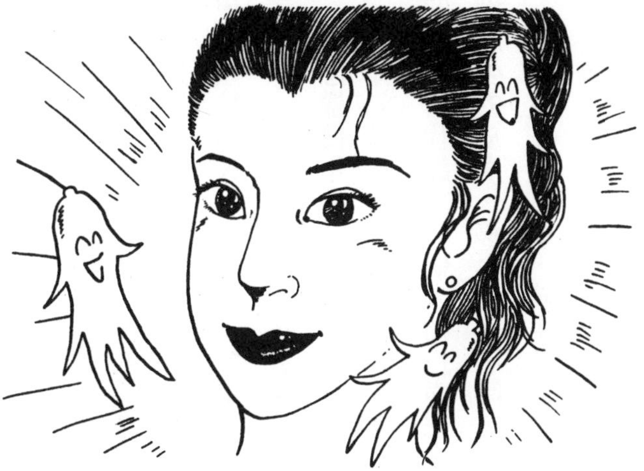

焦慮、失眠及環境污染，令女性皮膚過早出現皺紋，服用西洋參可以避免這一問題。

可產生防皺抗衰的療效。

(4)改善血液循環

皮膚中的細小血管十分豐富，皮膚的正常新陳代謝，以及新陳代謝所需營養物質的輸送，都需要由皮膚的血液循環來完成。

由於西洋參有促進血液循環的功能，因而使皮膚的新陳代謝得以正常進行，這也是西洋參防止皮膚過早老化與皺紋出現必不可少的條件。

可見，西洋參之所以能夠防皺抗衰，其機理是十分複雜的，與其中的各種成分都有一定的關係。

③利用西洋參防皺抗衰，必須注意正確的方法

如果僅僅是希望藉由西洋參來防止皺紋早現，那麼，只需每天持續少量服用西洋參即可。

但是，對大多數業已出現不少皺紋的人來說，防止皺紋進一步增多只是初步的要求，更高的要求在於，能夠使業已出現的皺紋消失。西洋參是不是有這種效果呢？

如果能夠正確地使用西洋參，並注意生活中的細節，那麼，西洋參可以使非正常出現的皺紋消失。所謂非正常出現的皺紋，是指與年齡不相稱的皺紋。如果年齡已是八十歲的人，卻希望藉由西洋參來消除皺紋，那顯然是不現實的。

怎樣使用西洋參才能使業已出現的皺紋消失呢？這需要由皮膚的代謝過程談起。

前文已述及皮膚是在不斷地新陳代謝的，表層的皮膚不斷衰老脫落，並由底層新生的皮膚所代謝。一個人的皮膚完全更新一次，約需要三個月左右的時間，換而言之，底層新生的皮膚，移至最表層時，要歷時三個月。

在這三個月中，新生的皮膚也會受到氧自由基的氧化，如果氧自由基過多，當新生的皮膚達到最表層時，或許就已經非常老化了。因此，新皮膚雖然只有三個月的歷史，但皺紋卻不少。

由以上皮膚新陳代謝的全過程可知，要想使現有的皺紋消失，必需達到以下兩點要求：

(a)持續服用西洋參的時間，不能少於三個月，也就是說，要在皮膚更新的全過程中，使西洋參的療效得到維持；

(b)服用的劑量與時間也很講究，一般應每日服用六～九克，分三次服用，其中，晚上臨睡前服用時，劑量應稍大一些，因爲人的皮膚再生，主要是在夜間睡眠時進行的，所以，晚上服用西洋參的劑量要大，有利於皮膚再生，對於有失眠症的人來說，西洋參還有鎮靜安神、助睡眠的作用，也有利於皮膚的新生。

◆令人煩惱的黃褐斑、雀斑，可由西洋參而根治

①青春期少女與孕育後的女性，易患色素斑、雀斑

有很多年輕的女子，當她們正處於青春期或是懷孕生育之後，臉上忽然出現有顏色的斑塊，使原本光滑潔白的臉龐，出現難看的黃色、褐色或黑色的斑塊，令她們十分煩惱。有些人甚至爲此而不願出門，整天待在家中鬱鬱寡歡，釀成心理疾患並使原先的斑

塊更加嚴重。

爲什麼青春期和懷孕、生育後的女性，會忽然出現這些令人生厭的面部斑塊呢？

按照中醫的傳統説法，是由於氣血不和所致，由於氣血不和，面部出現瘀滯，表現於外的就是這些通常被稱爲黃褐斑和雀斑的斑塊，在中醫學裏，有一個專用名詞，稱之爲「黑皯」。

現代醫學則揭示出，這些面部斑塊，實際上可分爲兩種，一種是色素沈著斑，一種是過氧化脂質斑。前者是由於黑色素沈積於面部所致，後者則是由於體內氧自由基過多，與面部正常脂肪發生氧化反應，形成脂褐素後，沈積於面部所致。

這些斑塊之所以易發生於青春期及懷孕、生育後的女性，是由於這兩個階段的女性，體內的内分泌容易發生紊亂所致。

青春期女性體內的性激素分泌旺盛，是內分泌最易發生紊亂的一個年齡階層；而懷孕和生育的全過程中，女性體內的激素分泌狀況，經歷了一個很大的變化，也特別容易産生紊亂，正因爲如此，面部斑塊往往出現於這兩類女性身上。

內分泌的紊亂，一方面可造成黑色素在面部的沈著，另一方面，也使體內的氧自由基增多，當其與正常脂質發生反應時，就形成了脂褐素，沈積於面部就是黃褐斑。

由此可見，面部斑塊的出現，其根本原因是由於內分泌失調所致。需要指出的是，有些人從一生下來，就有面部斑塊，這是先天所致，不應被看作病態。

②西洋參可根治非正常的面部斑塊

對於年輕愛美的女性而言，原本白嫩光滑的皮膚上，忽然出現有色斑塊，無疑令人十分痛苦，如何使這些令人煩惱的斑塊消失，相信是每一位女性讀者都非常關注的問題。

西醫對於黃褐斑與雀斑的治療，主要是採用維他命C進行治療，因爲維他命C有阻止黑色素合成的作用。因而，對於一些因爲黑色素沈著而致的色素斑、雀斑，有一定的療效。但由於沒有從根本上解除內分泌紊亂的狀況，其療效往往難以持久。事實上，維他命C雖有美容維他命之稱，但對大多數面部色素斑，療效並不好，有些基本上沒有什麼效果。

對於那些黃褐斑患者，現代醫學至今還沒有好的辦法，一些患者爲了追求美容效果，使用激素來治療，但療效必須靠長期服用激素來維持，結果導致嚴重的副作用。

其實，現在在中國大陸，凡是患上面部斑塊的女性患者，都已知道去找中醫治療，而中醫治療確實具有十分確切的療效。

中醫使用的藥物，主要以西洋參、真珠粉爲主，這兩種中藥的共有特點是：療效好，效果持久，没有副作用。

以西洋參來説，由於它有矯正内分泌紊亂的作用，從而使面部斑塊的根源得到治療；另一方面，西洋參所含有的皂角苷成分和微量元素，可以增加體内SOD的活性與數量，SOD可以清除體内過多的氧自由基，從而間接地清除了過氧化脂質，使面部的黄褐斑、色素斑、雀斑消失。

由上述西洋參的作用機理可知，西洋參對面部斑塊的治療，實質上是一種標本兼治的療法，由此保證了其療效的持久性。這也是西洋參何以能根治面部斑塊的道理之所在。

具體的服用方法，以皮膚的再生周期來看，服用西洋參至少應持續三個月以上，如果能配合服用傳統的美容中藥真珠粉，則療效會更好。

◆西洋參為何能瘦身

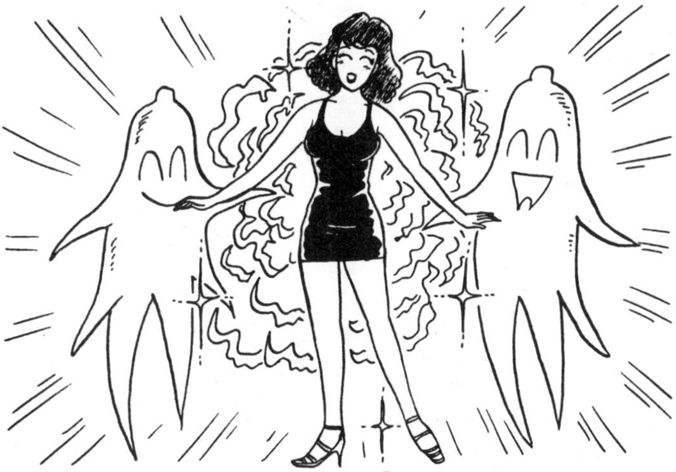

西洋參不僅有防衰抗皺之效，還可使女性皮膚光滑白嫩，色斑消失。久服西洋參的女性，往往有令人羨慕的苗條身材。

①肥胖者應樹立科學的瘦身觀

現今社會，各種瘦身方法層出不窮，名目繁多的瘦身藥年年都有翻新，筆者可以十分肯定地說，在這些衆多的瘦身方法與瘦身藥中，能夠有效的，實在是少之又少。試想，如果真的有某種方法，某種藥有效，那又怎麼會出現那麼多的方法和瘦身藥呢？

綜觀現今的各種瘦身術與瘦身藥，其基本的瘦身思路都在於，讓肥胖者盡量少地攝取熱量，或是盡量多地消耗熱量，或是兩者同時進行，這種思路不能說不正確，但肯定是不完善的。爲什麼這麼講呢？

以上的瘦身思路，基本上局限於肥胖的表面，而沒有探究肥胖產生的根源。換言之，依照以上的瘦身思路進行瘦身，即便取得了暫時的瘦身效果，這個效果也不會持久，因爲沒有消除肥胖發生的根本原因，療效自然不會持久。

舉例來說，最近流行一種胃切除瘦身法，是將肥胖者的胃，切除一部分，以減小胃容量，由於胃容量減小，吃得也就變少了，進而也就產生了瘦身的效果。

面對這樣一種瘦身術，筆者真是感到哭笑不得。且不說胃切除手術給人體帶來的痛苦，即便從這種手術的遠期效果上，也是大有疑問的。人的食慾並不僅僅是由胃容量的大小來確定的，還與人的內分泌、能量的消耗情況等因素有關。如果在施行胃切除術後，患者雖然每次進食的量減少了，但卻因爲內分泌紊亂，需要消耗很多能量，那麼，患者必然會吃進超出其胃容量的食物，或是一餓就吃，這種狀況長期持續，必然會使手術之後的胃容量，逐漸由小變大，瘦身的療效隨即消失，難道此時再來一次胃切除手術不成？

事實上，絕大多數肥胖者，主要是因爲內分泌紊亂所造成的，還有一部分肥胖者，是由於營養物質不均衡所致，只有極小一部分肥胖者，是因爲吃得過多所形成。

因此，身體肥胖的人，必須根據自身肥胖的具體原因，樹立起正確的瘦身觀念，針對肥胖的根源，採取瘦身措施，如此才可獲的良好的瘦身效果。

根據現今國人體型肥胖者的發生原因，筆者認爲，調整內分泌紊亂是第一要害，其次是要均衡體內營養物質，最後才是節食和運動。

②國人肥胖的主因，是內分泌紊亂

中國人的體型相對於西方人一般較爲細小，兼之以傳統的中國飲食是較爲清淡的，所食各類蔬菜的量與種類，都是世界各民族中最多的。因此，在過去，中國人中的肥胖者較少。一般只是一些有錢人，整天吃雞鴨魚肉者，才會發生肥胖。

但現在的情形業已與過去有了極大的不同，國人飲食的西方化，已是勢所難免，進食的熱量過多，且由於勞動強度下降、運動的減少，因此而產生肥胖者，已十分普遍。

西方化的飲食和現代社會的架構，不僅是使人們進食了過多的熱量而引起肥胖，更重要的在於，引起了人體內分泌發生紊亂，使食慾越來越旺盛、體內合成脂肪的速度加快，因此而發生肥胖，是現今國人肥胖發生的主因。

另一方面，國人發生肥胖者以女性爲多，尤其那些生育後的女性和長期服用避孕藥者，發生肥胖者更多。其根源也是這些人的內分泌更容易發生紊亂之故。

現代醫學發現，與肥胖發生關係密切的內分泌紊亂，主要有兩種情形，一是胰島素分泌異常；一是性腺分泌異常。

研究發現，許多肥胖者體內胰島素濃度高於正常水準，由於胰島素有促進脂肪合成，抑制脂肪分解的作用，因此，體內高濃度的胰島素可導致肥胖的發生，性激素分泌不足也是引起體內脂肪分解減少、合成增多的原因之一。

以上所說的內分泌紊亂所引起的肥胖，是國人肥胖的主要原因，除此之外，由於飲食結構的不合理，導致體內營養物質不均衡，也是引起肥胖的重要原因。

西洋參憑藉其調整內分泌及均衡體內營養素的作用，對絕大部分肥胖者，可以產生良好的瘦身效果，且沒有其他瘦身藥的副作用。

③西洋參皂角苷和微量元素是西洋參瘦身的機制

通過本書以前章節的介紹，讀者朋友不難理解西洋參能夠瘦身的道理，由於西洋參對人體內分泌有良好的調整作用，以及西洋參均衡體內營養素的功能，所以，西洋參通過這兩方面的作用，使肥胖的根源得以矯正。

問題在於，西洋參中具有十分複雜的成分，究竟是何種成分在起作用呢？這是醫務工作者和廣大肥胖患者關心的問題。

國內外的研究結果表明，對胖肥產生療效的主要成分，是西洋參皂角苷與其中所含的多種微量元素。

(a)西洋參皂角苷有調整內分泌紊亂的功效

在總共十餘種西洋參皂角苷中，西洋參皂角苷 Rg_1、Rb_1，可以促進性腺功能，使性激素分泌增加，對因爲性腺功能低下而產生的肥胖，產生瘦身作用。

進一步的研究還證明，西洋參皂角苷 Rb_1，還能促進脂肪的分解，對肥胖產生直接的治療效果。

前蘇聯的研究人員認爲，西洋參皂角苷中的 Rb_2，是西洋參之所以產生瘦身療效的根源。

無論何種說法，在西洋參皂角苷是瘦身的主要有效成分這一點上，各個國家學者的觀點是一致的。

(b)西洋參所含的多種微量元素，可均衡體內營養

肥胖者一方面是脂肪過剩，但另一方面，肥胖者體內往往又缺乏很多營養素，因此，從本質上講，以前所認爲的，肥胖者營養過剩的說法比較片面，正確的說法應是，肥胖者體內存在著營養素的不均。

現代研究發現，肥胖者體內的微量元素、人體必需氨基酸，都有某種程度的不足，由此而造成的結果是，內分泌發生紊亂，進而產生肥肪堆聚。

西洋參由於含有多種微量元素和人體必需氨基酸，因此，服用西洋參後可以解決這方面的問題，間接地起到瘦身的作用。

以上所說的兩種機制，是目前醫學界對西洋參瘦身療效的主要解釋。

需要指出的是，由於肥胖產生的機制本身就比較複雜，有些機制迄今尚無定論，因而，對西洋參瘦身療效的確切原因，也不能完全用以上兩點來解釋。

事實上，西洋參所含的各種有效成分之間的協調作用，或許比某種成分的單一作用，更加重要。

◆西洋參是治療婦女病的有效武器

女性問題除了黃褐斑、雀斑以及肥胖外，更重要的是一些婦女病，如果說前者給女性的精神上，造成了很大的痛苦，那麼，婦女病則在精神與肉體兩方面，折磨著女性患者。

婦女病的意思，是指女性專有的疾病，更廣泛說法是女性易患的疾病。在現代社會中，女性所擔負的社會角色，使她們承受了比傳統女性更大的壓力，由此而導致的婦女病，也明顯地多於過去。

正如本章第一節中所說的，女性問題的根源，在於女性內分泌功能的紊亂，不僅黃褐斑、肥胖與之有關，婦女病的產生與內分泌紊亂，同樣有著密不可分的關係。如常見的月經不調、白帶過多、痛經、閉經等，無一不伴隨著內分泌的失調。

目前西醫治療婦女病，主要是通過服用激素，像前述之月經不調、痛經、閉經、白帶過多等，基本都是如此，療效很難令人滿意，且毒副作用較大。

中國大陸在婦女病的治療上，主要是以中醫、中藥爲主，這一點在世界上是非常著名的。婦女病的常用中藥有白朮、黃芪、西洋參、真珠粉等，這些中藥單獨服用或是配伍服用，都可產生良好的效果。

西洋參在以上婦女病的治療中，療效亦十分突出，仔細閱讀了本書前面章節的讀者，不難發現，西洋參產生療效的原因，乃是對內分泌調節作用結果。

以月經不調爲例，我們來看看西洋參是如何治療婦女病的。

婦女的月經受垂體—下丘腦—性腺功能軸的調節，垂體和下丘腦均位於腦部，受大腦皮層的影響最大，當情緒緊張、精神過度興奮或悲傷，乃致受到突然的驚嚇時，都會引起垂體—下丘腦—性腺的分泌異常，進而產生月經不調，或提早到來，或延遲到來，或血量過少，或出血量過多等。

通過服用西洋參，就可以使性激素的分泌異常得到矯正，產生治療月經不調的效果。如果是因爲精神緊張或失眠所致的性腺分泌異常，西洋參還有鎮靜、安神、助睡眠的功效，使月經不調的病根得以消除。

西洋參對其他婦女病的治療機理，也都與此類似，此處不再一一詳述。

但必需看到，婦女病雖然主要是由內分泌紊亂所致，但表現的症狀各有不同，因此，在使用西洋參進行治療時，也應有所區別。

一般來說，月經不調患者，單獨服用西洋參即可，一般每天服二次，每次服用三克；月經量過多者，可一次服用六～十克，有迅速的止血效果。

如果是白帶過多，單獨服用西洋參雖可以產生效果，但如能配合服用真珠粉，則療效會更加顯著。同時，還應注意個人衛生。

對於經痛病人，在服用西洋參時，還應配伍一點生薑、桂圓，療效比單用西洋參要好，閉經的治療也是如此。

總之，西洋參在女性遇到的種種身體方面的問題，有著神奇的療效，長期持續少量服用西洋參，不僅可以解決這些問題，還可以起到延緩衰老、提高青春活力的作用，應該說，西洋參是當今女性不可多得的保健良藥。

第九章

服用西洋參的方法及注意事項

在前面的八個章節中，本書全面介紹了西洋參的各種療效，以及這些療效產生的機理，對於讀者朋友來說，僅知道這些尚嫌不夠，還必須了解一下西洋參的服用方法與注意事項，否則，很難完全發揮西洋參的療效。另一方面，對西洋參的現代研究，雖證明了西洋參無任何毒副作用，適宜於任何年齡、任何人服用，然而，中醫卻並不這麼認爲，中醫認爲有些人是不適宜於服用西洋參的。對於中醫的觀點，我們也不能不加以考慮，畢竟，中醫對西洋參的使用歷史最長，並有一套關於西洋參的理論。

以上兩方面就是本章所要介紹的內容，目的只有一個，就是要盡量發揮西洋參對人類健康的保護作用，同時，減少西洋參可能會帶來的不良反應。

◈服用西洋參的正確方法

目前市場上銷售的西洋參，主要有三種形式，一是不經加工的、完整的西洋參，一是切成薄片的西洋參，還有一種是將西洋參研磨成極細的粉末，裝在膠囊中的洋參丸。

服用洋參丸沒有什麼可說的，服用方法與服用其他藥物並無二致。

洋參片一般被用以泡水代茶飲，在具體操作時，需注意兩點：

第一，第一次注入的水溫不要太高，最好不要用沸水，水溫在攝氏三十～五十度即可，用涼開水也行。第一次浸泡的時間要長一點，最好能泡上半個小時，然後再喝。這麼做的道理在於，沸水直接沖乾燥的西洋參片上，會阻礙西洋參有效成分逸出。

第二，西洋參片泡過幾次後，味道就會淡下來，此時，不要將參片倒掉，因爲其中的有效成分很難全部被水浸出，如果此時就倒掉，會造成浪費。正確的做法是，喝完水後，將西洋參片全部嚼服。

至於完整的西洋參，一般可將其切成洋參片後，再泡水喝，服法如上所述。如果嫌麻煩，也可以先將完整的西洋參用涼水先泡一個鐘點，然後用文火慢慢地熬，熬一個鐘點後，再喝湯，並將西洋參嚼服。此種服用方法，主要是將西洋參用以治病時才用，因爲一塊完整的西洋參，劑量很大，如以養生、防病爲目的的話，不必要服用這麼多。因此，最好是切成西洋參片後再服用。當然，如果自己有辦法將其研磨成洋參粉，將其裝入膠囊中服用亦無不可。

另外，如果是吃一副完整的中藥，西洋參只不過是處方中的一味藥，那麼，一般是將西洋參與其他中藥分開煮，待兩者都煎煮好了，再將藥汁混在一起服用。

服用西洋參還需注意劑量問題。

如果是以防病、養生爲目的，每天可服用三～六克，泡水或煎湯都可；如果是以治病爲目的，劑量要大一些，但每天不要超過十五克；但有一種情況例外，如果是因爲中風或大出血，可以用西洋參三十克煎煮，一次服用。其他疾病的治療，可根據醫生的處方而定。

總之，西洋參的服用方法並不複雜，關鍵在於要持久服用。

◆醫食兼備的西洋參藥膳

藥膳是中國傳統飲食文化中的精華，它是在平常的膳食中，配合以中藥，一同進行烹調，從而達到飲食與防病治病的雙重功效。西洋參是藥膳中最常用到的中藥之一。

在中醫理論中，西洋參具有益氣養陰、清熱生津、調補五臟、扶正安神等諸多功能，還有補而不膩、潤而不燥、清而不寒的特點，臨床用以治療諸虛百損皆宜，是一個十分難得的保健、養生佳品。

而中國自古就有醫食同源之說，由於西洋參有上述優點，因而，以西洋參爲主要原料而創製的藥膳，非常之多。

常與西洋參一起進行烹調的食物有龜、蛇、雞、鹿肉、羊肉等。烹調方法一般是先將西洋參切片或泡軟，放入其他食物中一同燒製，限於篇幅，本書不再詳細介紹各種藥膳的具體製法，有興趣的讀者朋友，可參閱有關藥膳的書籍，另外，也可自己創製一些藥膳，達到美食與防病養生的目的。

在烹飪西洋參藥膳時，需注意食物的涼熱之性，以便與西洋參進行調劑，舉例而言，狗肉具有火熱之性，如能配合以西洋參，則既可獲得狗肉與西洋參的補益作用，卻又沒有了狗肉帶給人體的流鼻血、燥熱等副作用。

特別需要注意的是，西洋參不可與蘿蔔一起烹調，也不可同時食用，因爲蘿蔔會使西洋參的功效全部消失。

◆儘管服用西洋參是可靠的，但也應注意其禁忌之處

在本書第二章中，曾談到了現代毒理實驗對西洋參的安全性，進行了嚴格的研究與檢測，最後的結論是：西洋參没有任何毒副作用，是一種十分安全的天然藥物。既然如此，服用西洋參還有什麼禁忌之處呢？相信讀者朋友對此會有疑問。

事實上，本節所要談到的，服用西洋參的禁忌，並非是現代科學對西洋參的研究結果，而是純粹從中醫的角度，討論何種情況下或者說什麼人，不宜於服用西洋參。對於中醫的說法，現代醫學是不承認的，但作爲一本全面介紹西洋參的書籍，加上中醫使用西洋參的悠久歷史，筆者認爲，對於中醫關於服用西洋參的一些禁忌，還是有必要向讀者朋友們介紹，並盡量避免在中醫所說的禁服西洋參的情況下，服用西洋參。

中醫認爲，西洋參屬於涼性藥，因而適宜於那些陰虛、有內火的人服用，如果一個人有畏寒怕冷、腹瀉等症狀，就不宜服用西洋參，因爲有這些症狀的人，在服用了西洋參後，怕冷和腹瀉的情況會加重。

這就是中醫關於服用西洋參的禁忌之處，至於是否真的如此，尚有待於科學的進一步證實，但在科學結論尚未出現之前，我們還是應該考慮到這一點。

特別推薦・生活健康叢書

西洋參的神效

作者／杭羣、劉敬閣
編輯／黃敏華、羅煥耿、翟瑾荃
美編／林逸敏、鍾愛蕾
出版者／世茂出版有限公司
發行人／簡玉芬
負責人／簡泰雄
地址／台北縣新店市民生路十九號五樓
電話／（〇二）二二一八三二一七七
傳真／（〇二）二二一八三二三九
劃撥／一九九一一八四一世茂出版有限公司帳戶
登記證／登記局版臺省業字第五六四號
電腦排版／繁簡通電腦排版公司
製版印刷／三華彩色印刷公司
初版一刷／一九九七年四月
九刷／二〇一〇年六月
定價／一九〇元

單次郵購總金額未滿五〇〇元（含），請加50元掛號費

國家圖書館出版品預行編目資料

西洋參的神效 / 劉敬閣, 杭𦻉作. -- 初版. --
臺北縣新店市 : 世茂, 1997[民86]
面 ; 公分
ISBN 957-529-666-4(平裝)

1. 人參

414.57 86001685

請沿虛線剪下裝訂寄回，謝謝！

大量訂購請洽(02)22183277

世茂好書・豐富心靈
世潮精典・智慧同行

廣告回函
北區郵政管理局登記證
北台字第 9 7 0 2 號
免貼郵票

231台北縣新店市民生路19號5樓

世 茂 出 版 社
世潮出版有限公司　收

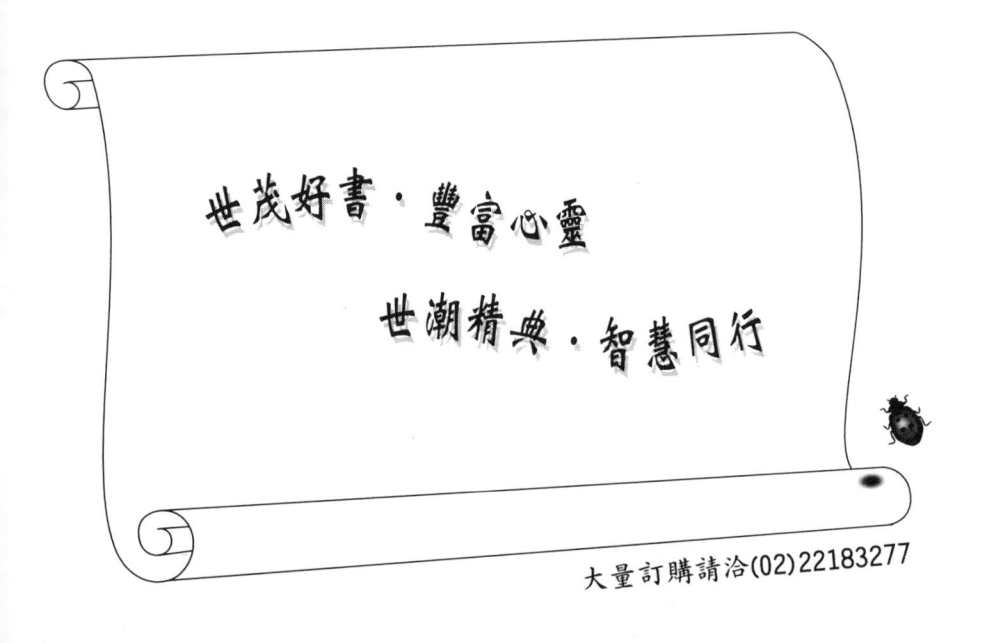

請沿虛線剪下裝訂寄回，謝謝！

讀者回函卡

感謝您購買本書，為了提供您更好的服務，請填妥以下資料。
我們將不定期寄給您最新出版訊息、優惠通知及活動消息，當然您也可以E-mail：chien218@ms5.hinet.net，提供給我們寶貴的建議，我們絕對可以聽見您的聲音。

我們將由回函中抽出幸運讀者，致贈精美書籤明信片乙套。

您的資料（請填寫清楚以方便我們寄書訊給您）

購買書名：________________________

姓名：__________ 生日：____年____月____日

性別：□男 □女 E-MAIL：________@________

地址：□□□________縣市______鄉鎮市區______路街

______段______巷______弄______號______樓

連絡電話：________________

職業：□傳播 □資訊 □商 □工 □軍公教 □學生 □其他：______

學歷：□碩士以上 □大學 □專科 □高中 □國中及以下

購買地點：□書店 □郵購 □網路書店 □便利商店 □量販店 □其他______

購買此書原因：___ ___ ___ ___ ___ ___（請按優先順序填寫）

1封面設計 2價格 3內容 4親友介紹 5廣告宣傳 6其他：______

本書評價：____封面設計 1非常滿意 2滿意 3普通 4應改進

____內容 1非常滿意 2滿意 3普通 4應改進

____編輯 1非常滿意 2滿意 3普通 4應改進

____校對 1非常滿意 2滿意 3普通 4應改進

____定價 1非常滿意 2滿意 3普通 4應改進

給我們的建議：……………………………………

……………………………………………………

……………………………………………………

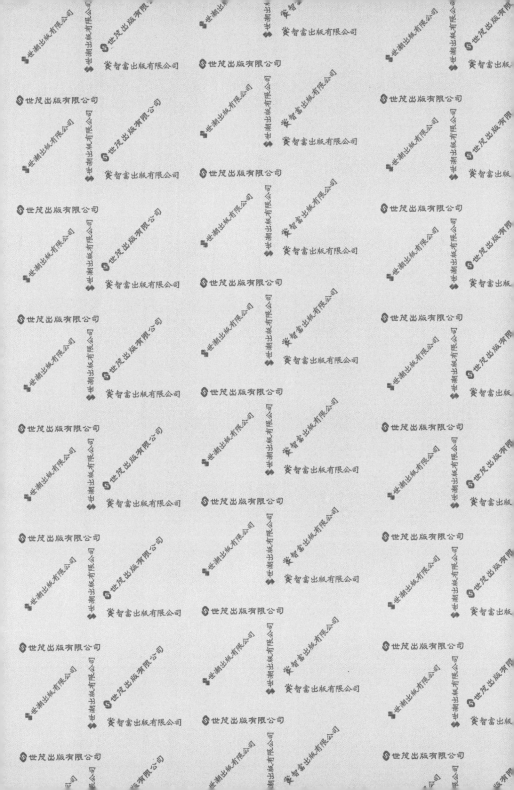